発刊にあたって

2014年7月、日本は、第45番目のPIC/S加盟国となりました。
これを機に日本のGMPは、一気にグローバル対応の時代に突入しました。
そんな中、「PIC/SのGMPガイドライン」の翻訳版（厚生労働省 事務連絡）を利用して、「現場で直ぐ役に立つPIC/S GMPに沿った監査マニュアル」を発刊することになりました。

第1章「サイトマスターファイルの書き方」におきましては、
サイトマスターファイルは、PIC/S加盟国の査察官による査察や、医薬品製造会社の方々による監査において、会社の概要や医薬品の製造管理及び品質管理等企業のGMP活動を要約し、事前にあるいは、査察・監査時に査察員・監査員にプレゼンテーションするための資料として要求されます。
そのための手順書の作成事例及びサイトマスターファイルの作成事例をPIC/S PE 008-4 1 Annex 1 January 2011 " EXPLANATORY NOTES FOR PHARMACEUTICAL MANUFACTURERS ON THE PREPARATION OF A SITE MASTER FILE " に沿って文書化しました。

第2章では、平成29年8月9日に厚生労働省医薬・生活衛生局監視指導・麻薬対策課から発出された事務連絡『「PIC/SのGMPガイドラインを活用する際の考え方について」の一部改正について』の別紙(1) PIC/S GMPガイドライン パート1を質問形式にして、まとめ上げました。
本章は、査察・監査を行う立場にある方々、又、監査を受ける側の担当者として供給者管理の履行を行う方々の準備資料として活用出来るように作成しました。

第3章のクオリフィケーション及びバリデーションは、2015年4月にPIC/S委員会で改訂版が採用され、2015年10月に発効されました。これによれば、Validation、Qualification、及びVerificationという用語の違いを厳密に区別して使っています。又、1.8に時事性の高いデータの完全性に関する記載が追加されました。
これを受けて、わが国においては、平成29年8月9日に厚生労働省医薬・生活衛生局監視指導・麻薬対策課から事務連絡として『「PIC/SのGMPガイドラインを活用する際の考え方について」の一部改正について』が発出され、この中に別紙(14) PIC/S GMPガイドライン アネックス15として記載されています。
本章ではこれらを質問形式にして、まとめ上げました。

本書をご利用いただき、益々信頼されます品質の製品を製造するために「製造業者が何をすべきか」について考え直す良いチャンスになれば幸いです。なお、巻末には用語の定義を付しました。合わせてご活用いただければ大いなる喜びです。

2018年4月

ハイサム技研GMPプロジェクトチーム

現場で直ぐ役に立つ

PIC/S GMP に沿った監査マニュアル（事例）

目次

第1章　サイトマスターファイルの書き方（事例）　　　　　　　　　　1頁
　1. サイトマスターファイルとは　　　　　　　　　　　　　　　　　1
　　1.1　概要　　　　　　　　　　　　　　　　　　　　　　　　　　1
　　1.2　サイトマスターファイルへの記載内容について　　　　　　　1
　　1.3　サイトマスターファイルの作成について　　　　　　　　　　1
　　1.4　サイトマスターファイルの運用について　　　　　　　　　　2
　2. まとめ　　　　　　　　　　　　　　　　　　　　　　　　　　　2
　別紙「サイトマスターファイルの書き方手順書」（事例）　　　　　　3
　別添「サイトマスターファイル」（事例）　　　　　　　　　　　　　11

第2章　PIC/S GMP ガイドライン　パートⅠ　に沿った監査マニュアル　29頁

第3章　PIC/S GMP　アネックス15に沿った監査マニュアル　　　　　67頁
　　　　－クオリフィケーション及びバリデーション－

付録「用語の定義」　　　　　　　　　　　　　　　　　　　　　　　81

第1章
サイトマスターファイルの書き方（事例）

清川　眞澄

第1章 サイトマスターファイルの書き方

1.サイトマスターファイルとは

1.1 概要

　従来から、製造販売業者や製造業者は、医薬品を製造する際の情報として概ね以下の内容を記述した文書を作成し査察や監査等に利用すると共に企業のGMP活動の一環として広く活用されてきた。

　① 許可証等の製造所に関する一般情報
　② 製造している品目の情報
　③ 施設、ユーティリティ等を含む構造設備の情報
　④ 製造管理及び品質管理の情報

　一方、日本は2014年5月にPIC/Sへの加盟が承認され、同年7月に45番目のPIC/S加盟国となり、上記の文書は、PIC/Sで言うところのサイトマスターファイル（以後、SMFと略す場合がある。）の性格を持つ資料と類似の内容を持つ文書であることが分かった。

　2017年8月に発行された厚生労働省医薬・生活衛生局監視指導・麻薬対策課 事務連絡（平成29年8月9日）「「PIC/SのGMPガイドラインを活用する際の考え方について」の一部改正について」、「別紙（Ⅰ）PIC/S GMP ガイドライン パート1 第4章 文書化」の「要求されるGMP文書（種類別）において、SMFは、「製造所のGMPに関連する活動を記載した文書」と定義されている。

1.2 サイトマスターファイルへの記載内容について

　それでは、SMFにはどのような内容を、どの程度記載するべきか等については、厚生労働省医薬食品局監視指導・麻薬対策課 事務連絡「GMP事例集（2013年版）について」（平成25年12月19日）の「GMP0-13及びGMP0-14」において次のように記述されている。

　「一概に決められるものではないが、PIC/SのSMFに規定した事項[1]を参照し、製造所の活動が記載内容から容易に理解できる内容を記載すること。」又、「なお、海外当局からの査察等の際、この概念に相当する文書の提示を求められる可能性があることから、海外当局による査察等を受ける可能性のある製造業者は、可能な限りこの用語に対応する文書を準備しておくことが望ましい。」更に、「総合機構が要求する資料の内容と同等以上の記載がある場合には、SMFの提出をもって当該資料に代えることが出来る。」

1.3 サイトマスターファイルの作成について

　本章ではPIC/SのSMFに規定した事項[1]に基づき、以下の順で事例を紹介する。

　①SMFを作成するための手順書として、PIC/SのSMFに規定した事項[1]の要件を満足する「別紙 サイトマスターファイルの書き方手順書」（事例）（以後、手順書と略す。）。
　②この手順書に基づき作成した、別添「サイトマスターファイル」（事例）。
　　又、別添（事例）には、総合機構がGMP適合性調査の時に事前に要求する資料[2]との関連も併記した。

---

[1] PE 008-4 1 Annex 1 January 2011 "EXPLANATORY NOTES FOR PHARMACEUTICAL MANUFACTURERS ON THE PREPARATION OF A SITE MASTER FILE"
[2] PHARM TECH JAPAN Vol.27 No.5 843(2011)を参考にした。

1.4 サイトマスターファイルの運用について

　SMF は、国内外の査察や監査のオープニングプレゼンテーションを始めるにあたって、当該製造所の概要や品質システムの全体像に関する情報を査察員や監査員に説明する資料であるため、

① 閲覧や持ち運びに便利なサイズであること等の工夫が必要である。
　　例えば、本文は、A4 サイズで約 30 枚程度、主に図や表などの添付資料で構成される Appendix は、可能なら所謂、from to を明確にした記述をした上、別冊にする。
② 一つ一つの医薬品に関する個々の情報を記述する必要がない。従って、一度作成すると記述内容に変更がない限りそのまま使用が可能である（ただし、最新版を維持することは必要。）
③ 海外査察及び海外監査を考慮し、SMF の記述は、日本語と英語を併記するのが望ましい。
④ 事前提出を求められる場合がある。
　　ただし、PIC/S GMP には事前に SMF を提出する規定は、無いがオーストラリア、台湾、韓国、ASEAN 等の各国は、製薬企業に PIC/S GMP への適合を要件化するとともに、SMF の提出を要求する情勢となってきている。又、FDA には SMF の作成や事前提出の規制はないが、同様な主旨の資料の事前提出の依頼がある場合がある。

2. まとめ

　以上、サイトマスターファイルの作成及び運用に関する諸情報を記述した。
　グローバル化が叫ばれている現在、PIC/S SMF を作成し国内外の査察や監査に対応することは、企業の品質システムをはじめとする GMP に関連する緒活動の一環として必須のものと考えられる。
　事例が読者のお役にたてば幸いである。

　別紙「サイトマスターファイルの書き方手順書」（事例）
　別添「 サイトマスターファイル」（事例）

別紙「サイトマスターファイルの書き方手順書」(事例)

表紙

サイトマスターファイルの書き方手順書
How to Write the Site Master File Procedure

文書番号 No. ＊＊＊＊＊＊

第1版　2018.05.01

写し　配付先（＊＊部）

＊＊＊＊製薬株式会社

別紙「サイトマスターファイルの書き方手順書」(事例)

目次

```
                                          (ヘッダー) ＊＊＊＊＊＊

  目次                                              頁

  制定・改訂・見直し履歴一覧

  1. 序文                                            1
     1.1 目的                                        1
     1.2 適用範囲                                    1
     1.3 用語の定義                                  1

  2. 本文                                            2
     2.1 サイトマスターファイルの内容                 2
     2.2 サイトマスターファイルの構成                 2
     2.3 サイトマスターファイルの作成手順及び職員の役割と責任    3
     2.4 サイトマスターファイル作成に関する約束事項   4
     2.5 サイトマスターファイルの複写及び配付         5
     2.6 サイトマスターファイルの作成、照査、承認     5
     2.7 サイトマスターファイルの改訂要件             5
  3. 附則                                            5

  (フッター) 2018.05.01 第1版1号
```

制定・改訂・見直し履歴

(ヘッダー) ＊＊＊＊＊＊

制定・改訂・見直し履歴

承認者	照査者	作成責任者	作成者
品質保証部	品質保証部	品質保証部	品質保証部
20**年**月**日	20**年**月**日	20**年**月**日	20**年**月**日

制定・改訂・見直し履歴内容

発効年月日	制定・改訂・見直し履歴内容
2018年05月01日	第1版1号（制定） PIC/S GMP [1] に基づきサイトマスターファイルの作成及び運用方法・手順を制定した。 1) PIC/S　PE 008-4 1 Annex 1 January 2011 　"EXPLANATORY NOTES FOR PHARMACEUTICAL MANUFACTURERS ON THE PREPARATION OF A SITE MASTER FILE"

(フッター) 2018.05.01 第1版1号

序文

(ヘッダー) ＊＊＊＊＊＊-01

1. 序文

1.1 目的

PIC/S[1]に基づき、GMPに関連する活動を記載したサイトマスターファイル（以後、SMFと略す場合がある。）を制定し、査察及び監査等に適切に対応することを目的として作成した。

[1] PIC/S PE 008-4 1 Annex 1 January 2011
"EXPLANATORY NOTES FOR PHARMACEUTICAL MANUFACTURERS ON THE PREPARATION OF A SITE MASTER FILE"

1.2 適用範囲

サイトマスターファイルの作成方法、構成及び運用の手順等に適用する。

1.3 用語の定義

(1) サイトマスターファイル(Site Master File)
製造所のGMPに関連する活動を記載した文書。

『事務連絡 平成29年8月9日「PIC/SのGMPガイドラインを活用する際の考え方について」の一部改正について』から引用した。原本は、以下を参照。
PIC/S PE 009-13 (Part I) 1 January 2017
"GUIDE TO GOOD MANUFACTURING PRACTICE FOR MEDICINAL PRODUCTS PART I
CHAPTER 4 - DOCUMENTATION
Required GMP Documentation (by type) Site Master File"

(フッター) 2018.05.01 第1版1号

本文

(ヘッダー) ＊＊＊＊＊＊-02

2. 本文

2.1 サイトマスターファイルの内容
SMFの内容は、PIC/S GMP [1] に基づき作成すること。

1) PE 008-4 1 Annex 1 January 2011
"EXPLANATORY NOTES FOR PHARMACEUTICAL MANUFACTURERS ON THE PREPARATION OF A SITE MASTER FILE"

2.2 サイトマスターファイルの構成
SMFは下表に示す内容で構成される。

SMF構成表

表紙	自社の手順書の書式に従う
目次	
制定・改訂・定期的見直し履歴	
SMFの内容	アネックス[1]の内容に従う
添付資料(Appendix 1 ～ 8 [2])	

1) PIC/S PE 008-4 1 Annex 1 January 2011
"EXPLANATORY NOTES FOR PHARMACEUTICAL MANUFACTURERS ON THE PREPARATION OF A SITE MASTER FILE"

2) Appendix 1：有効な製造承認書の写し
Appendix 2：製造している剤形のリスト。これには使用剤形について、使用した原薬の国際一般名、名称を含む。
Appendix 3：有効なGMP証明書のコピー
Appendix 4：委託の製造会社及びラボ受託業者のリスト。これには名称と連絡先及びそれら外部委託活動についての供給チェーンのフローチャートを含める。
Appendix 5：組織図
Appendix 6：製造区域のレイアウト図。これには、原材料と人の動線図、各製品の種類(剤)の製造プロセスの一般的な流れ図を含める。
Appendix 7：製薬用水システムの説明図
Appendix 8：使用する主要な製造及びラボ機器のリスト

この構成表に基づき作成したSMF（事例）を別添に示す。

(フッター) 2018.05.01 第1版1号

2.3 サイトマスターファイルの作成手順及び職員の役割と責任
　SMF の作成手順をフロー図で示す。
　SMF の制定・改訂は、製造業に所属する品質保証部責任者の指示を受けた作成者が「制定・改訂版」の作成を行うことから始まる。フローに基づき担当する各職員は、役割と責任を果たすこと。

　SMF の作成手順 [1]

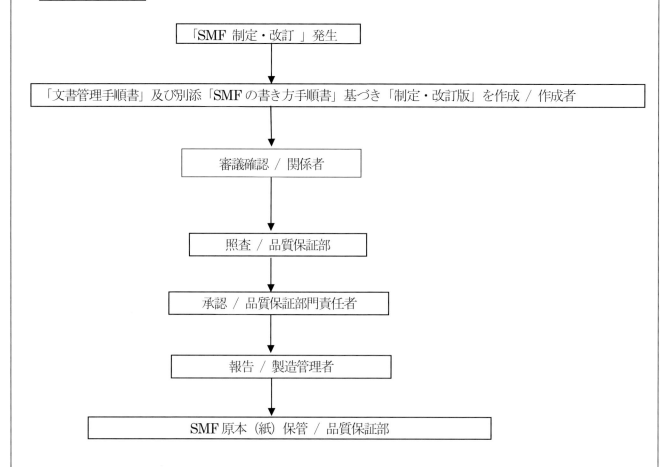

1) 職員の役割と責任は、以下の通り。
①作成者及び原本保管者は、品質保証部門に所属している者が担当する。
②関係者とは、品質部門、製造部門、技術部門、エンジニアリング部門等 SMF の内容に係る部門のことで、担当する者が自社の該当する手順書に基づき審議し、その審議記録は照査者が確認する。
③照査者は、品質保証部に所属するが、作成者及び原本保管者とは異なる者であること。
④承認者は、品質保証部門責任者であること。
⑤品質部門責任者は、承認後に製造管理者に報告する。
⑥作成者、照査者、承認者及び製造管理者は SMF の表紙に署名すること。

2.4 サイトマスターファイル作成に関する約束事項
(1) 表紙
　①SMF の文書番号は、自社の「文書化に係る手順書」(仮名称) に基づき採番する。
　　例えば、＊＊＊＊。
　②版のバージョン管理は、初版を第1版(version 1.0)とし、改訂毎に第2版 → 第3版 ⇒・・・ ⇒ 第n版 と版数を上げていく。又、日付は、版の発効日を記載する。
　③ヘッダー及びフッターは、記入しない。
　④作成者、照査者、承認者及び製造管理者は、署名と署名した日付を記入する。

(2) 目次
　① ヘッダーには、文書登録 No. を記入する。例えば、＊＊＊＊。
　② 「制定・改訂履歴」欄に頁数は、記入せず空欄処理を行う。
　③ フッターには、版数と発効日を記入する。例えば、第1版　2018.05.01(Version No.1.0 May 1 2018)。
　④ Appendix1〜8 の表題を記入する。Appendix を別冊管理する場合、頁欄は、空欄処理をする。SMF に添付する場合は、その頁数を記入する。

(3) 制定・改訂履歴
　① 改訂ごとに作成する。
　② ヘッダー及びフッター部には、目次と同様の内容を記入する。
　③ 「版及び日付」欄は、表紙と同じ内容を記入する。又、「制定・改訂理由」欄は、改訂した内容とその理由を明確に記載すること。
　④ 「制定・改訂履歴」の保管期限は、GMP に係る手順書の改訂履歴と同一の保管期限とする。

(4) SMF の内容
　① ヘッダーには、文書登録 No.の「＊＊＊＊」につないで頁数を記入する。例えば、＊＊＊＊-01 ⇒ ＊＊＊＊-02 ⇒・・・・⇒ ＊＊＊＊-n。
　② フッターには、版数と発効日を記入する。例えば、第1版　2018.05.01(Version No.1.0 May 1 2018)。
　③ 厚生労働省医薬食品局監視指導・麻薬対策課　事務連絡「GMP 事例集（2013 年版）について」（平成 25 年 12 月 19 日）の「GMP0-13 及び GMP0-14」に「総合機構が要求する資料の内容と同等以上の記載がある場合には、SMF の提出をもって当該資料に代えることが出来る。」と解説されている。この「総合機構が要求する資料の内容」を【　】に追記する。
　④日本語で作成する。ただし、必要と判断した箇所は、日本語を英訳した文章も併記する。
　⑤別紙、別冊及び/又は SOP 等は、可能な限り SMF に添付せず、所謂、from-to 形式で該当する用語を挿入する。ただし、これらは最新版であることの保証をしておく。これは、内容の変更に伴い発生する改訂作業のタスクを軽減するための措置。

＊＊＊＊＊＊-05

2.5 サイトマスターファイルの複写及び配付
 (1) SMFの複写は、原則認めない。

 (2) SMFの写しを査察員・監査員に配付することは、原則行わない。
　　ただし、当局等からSMFの写しを提供する旨要求された場合には、品質保証部責任者がこれを判断すること。配付する場合は、SMFの頁ごとに「CONFIDENCIAL」を押印すること。
　　又、査察や監査中にのみ使用することを前提に写しの提供を要求された場合は、査察・監査がクローズした段階で返却されることを確認したうえで配付することは、かまわない。

2.6 サイトマスターファイルの作成、照査、承認
　　作成者は、品質保証部門に所属する職員。
　　照査者は、品質保証部門に所属する職員でかつGMPを熟知した者。
　　承認者は、品質保証部門責任者であること。
　　ただし、SMFは、製造管理者に報告すること。

2.7 サイトマスターファイルの改訂要件
　　SMFは、以下の要件に基づき見直し（改訂）を行うこと。

 (1) 「PIC/S の解釈覚書」が改訂された場合。
 (2) 品質システム（GMP省令、関連通知及び事例集等を含む。）に変更があり、その変更がSMFの改訂に係る場合。
 (3) 試験室や製造棟等（作業室等を含む。）の新築・改築・撤去及び試験設備、製造設備等に変更があった場合。
 (4) 当局等に提供する等の理由で最新版の必要性が生じた場合。

　　なお、SMFの定期的見直し期間は、自社が定めた手順書の規定に従うこと。

3. 附則
「別添サイトマスターファイル（事例）」

（フッター）2018.05.01 第1版1号

別添「サイトマスターファイル」(事例)

表紙(事例)

○○製薬株式会社

○○Pharmaceutical Co.,Ltd.

サイトマスターファイル

Site Master File

文書番号＊＊＊＊

Document No.＊＊＊＊

第1版　2018.05.01

Version No.1.0　　May 1 2018

作成者　品質保証部	日付20＊＊年＊＊月＊＊日
Prepared by Quality Assurance	Date
照査者　品質保証部	日付20＊＊年＊＊月＊＊日
Reviewed by Quality Assurance	Date
承認者　品質保証部	日付20＊＊年＊＊月＊＊日
Approved by Quality Assurance Manager	Date
確認　製造管理者	日付20＊＊年＊＊月＊＊日
The Confirmation of the Manufacturing Supervisor	Date

目次（事例）

	＊＊＊＊
目　次(1/2) Content of Site Master File	

項目（Item）	頁 (Page)
制定・改訂履歴（Revision History）	－
1. 企業についての一般的情報（GENERAL INFORMATION ON THE MANUFACTURER）	P.01
1.1 企業と連絡をとるための情報（Contact information on the manufacturer）	P.01
1.2 当該製造所の行政当局により認可された医薬品製造活動 　　（Authorised pharmaceutical manufacturing activities of the site.）	P.01
1.3 当該製造所で行われている他の製造活動 　　（Any other manufacturing activities carried out on the site）	P.02
2. 企業の品質マネジメントシステム（QUALITY MANAGEMENT SYSTEM OF THE MANUFACTURER）	P.02
2.1 当該企業の品質マネジメントシステムの記述 　　（The quality management system of the manufacturer）	P.02
2.2. 最終製品の出荷手順（Release procedure of finished products）	P.03
2.3 供給業者及び委託業者のマネジメント（Management of suppliers and contractors）	P.04
2.4 品質リスクマネジメント（Quality Risk Management [QRM]）	P.05
2.5 製品品質レビュー（Product Quality Reviews [PQR]）	P.06
3. 職員(PERSONNEL)	P.06
4. 施設及び機器（PREMISES AND EQUIPMENT）	P.06
4.1 施設（Premises）	P.06
4.2 機器（Equipment）	P.08
5. 文書化（DOCUMENTATION）	P.9
6. 製造（PRODUCTION）	P.10
6.1 製品の種類（Type of products）	P.10
6.2 プロセスバリデーション（Process validation）	P.10
6.3 原材料管理及び倉庫管理（Material management and warehousing）	P.11
7. 品質管理（QUALITY CONTROL [QC]）	P.11
8. 配送、苦情処理、製品欠陥及び回収（DISTRIBUTION, COMPLAINTS, PRODUCT DEFECTS AND RECALLS）	P.11
8.1 配送（Distribution [to the part under the responsibility of the manufacturer]）	P.11
8.2 苦情処理、製品欠陥及び回収（Complaints, product defects and recalls）	P.12
9. 自己点検（SELF INSPECTIONS）	P.12

第1版　2018.05.01(Version No.1.0 May 1 2018)

目次 つづき （事例）

(ヘッダー) ＊＊＊＊

目　　次 (2/2)
Content of Site Master File

Appendix List

Appendix 1　有効な製造承認書の写し（Copy of valid manufacturing authorisation）
Appendix 2　製造している剤形のリスト。これには使用剤形について、使用した原薬の国際一般名、名称を含む。
　　　　　（List of dosage forms manufactured including the INN-names or common name [as available] of active pharmaceutical ingredients[API] used）
Appendix 3　有効なGMP証明書のコピー（Copy of valid GMP Certificate）
Appendix 4　委託の製造会社及びラボ受託業者のリスト。これには名称と連絡先及びそれら外部委託活動についての供給チェーンのフローチャートを含める。
　　　　　（List of contract manufacturers and laboratories including the addresses and contact information, and flow-charts of the supply chains for these outsourced activities）
Appendix 5　組織図（Organisational charts）
Appendix 6　製造区域のレイアウト図。これには、原材料と人の動線図、各製品の種類(剤)の製造プロセスの一般的な流れ図を含める。
　　　　　（Lay outs of production areas including material and personnel flows, general flow charts of manufacturing processes of each product type [dosage form]）
Appendix 7　製薬用水システムの説明図（Schematic drawings of water systems）
Appendix 8　使用する主要な製造及びラボ機器のリスト
　　　　　（List of major production and laboratory equipment）

第1版　2018.05.01(Version No.1.0 May 1 2018)

制定・改訂履歴(事例)

		＊＊＊＊

制定・改訂履歴
Revision History

版 (Version No.)	日付 (Date)	制定・改訂理由 (Reason for Revision)
1 版 (1.0)	2018.05.01 (May 1 2018)	初版制定 (First Issue)

第 1 版　2018.05.01(Version No.1.0 May 1 2018)

制定・改訂履歴(事例)

＊＊＊＊-01

1. 企業についての一般的情報（GENERAL INFORMATION ON THE MANUFACTURER）
   1.1 企業と連絡をとるための情報（Contact information on the manufacturer）
   (1) 会社の名称及び公式な住所（Name and official address of the manufacturer;）

   ○○製薬株式会社（○○Pharmaceutical Co.,Ltd.）
   大阪市＊＊区＊＊町＊＊丁目＊＊番＊＊号

   (2) 製造所の名称と番地、当該製造所に所在する建物及び生産部門の名称及び住所
   （Names and street addresses of the site, buildings and production units located on the site;）

   大阪市＊＊区＊＊町＊＊丁目＊＊番＊＊号
   ○○工場　＊＊製造部

   (3) 24時間連絡可能な電話番号（Contact information of the manufacturer including 24 hrs telephone number of the contact personnel in the case of product defects or recalls.）

   06（123）＊＊＊＊
   0＊＊-＊＊＊＊-＊＊＊＊　/　大阪太郎（Taro Osaka）

   (4) 当該製造所を識別する数字。(Identification number of the site as e.g. GPS details, or any other geographic location system, D-U-N-S)

   当該製造所を識別する番号があれば記述する。

   1.2 当該製造所の行政当局により認可された医薬品製造活動(Authorised pharmaceutical manufacturing activities of the site.)
   (1) 医薬品製造業許可証 / 許可番号（写し）(Copy of the valid manufacturing authorization issued by the relevant Competent Authority in Appendix 1;)

   Appendix 1：

許可証	許可番号	有効期限
医薬品製造業許可証	＊＊＊＊＊＊＊＊＊	平成22年1月1日から平成26年12月31日まで（2010.1.1～2014.12.31）

   【GMP適合性調査事前提出資料】

   (2) 関係する「行政当局」が承認した製造、輸入、輸出、物流及び他の活動の簡略な記載。外国政府当局が承認した剤形/活動のそれぞれについての記載を含む；この項は、製造（業）許可書が発行されない場合が該当する。
   （Brief description of manufacture, import, export, distribution and other activities as authorized by the relevant Competent Authorities including foreign authorities with authorized dosage forms/activities, respectively; where not covered by the manufacturing authorization;）

   製造（業）許可書が発行されない場合に限り記述する。

第1版　2018.05.01(Version No.1.0 May 1 2018)

＊＊＊＊-02

(3) Appendix 1 又は Eudra GMPデータベースに記載されていない場合は、当該製造所で現在製造している製品の種類（Appendix 2にリスト化する）。（Type of products currently manufactured on-site (list in Appendix 2) where not covered by Appendix 1 or EudraGMP entry;)

Appendix 2：現在製造している全ての製品の種類を一覧表にして示す。
【製造業許可申請書類】

(4) 査察履歴
　① 過去5年間以内の行政当局によるGMP査察のリスト；
　　これにはその査察を行った「行政当局」の名称／国名及び日付を含む。
　（List of GMP inspections of the site within the last 5 years; including dates and name/country of the Competent Authority having performed the inspection.)

「過去５年間の行政当局によるGMP査察実績」を一覧表に示す。

　② 現在のGMP適合性証明書（Appendix 3）の写し、あるいは、もし可能であれば、Eudra GMPデータベースへの参照先を含めること。
　[A copy of current GMP certificate (Appendix 3) or reference to the EudraGMP database, should be included, if available.]

Appendix 3：現在のGMP適合性証明書の写しを示す。
【GMP適合性調査事前提出資料】

1.3 当該製造所で行われている他の製造活動(Any other manufacturing activities carried out on the site)。もし行われているならば、当該製造所における医薬品以外の活動の記述。（Description of non-pharmaceutical activities on-site, if any.)

当該製造所で行われている医薬品以外の製造活動があれば記述すること。

2. 企業の品質マネジメントシステム（QUALITY MANAGEMENT SYSTEM OF THE MANUFACTURER）

2.1 当該企業の品質マネジメントシステムの記述（The quality management system of the manufacturer）
(1) その企業で行っている品質マネジメントシステムの簡潔な記述。及び使用している基準の参照先。（Brief description of the quality management systems run by the company and reference to the standards used;)

自社の品質マネジメントシステムを簡潔に記述する。
記述した基準の参照先も記載する。

(2) 品質システムの維持に関連する責任体制。これには上級経営陣を含める。（Responsibilities related to the maintaining of quality system including senior management;)

品質システムの維持に関連するGMP組織図を示す。役割と責任を記載すること。

第1版　2018.05.01(Version No.1.0 May 1 2018)

****-03

(3) その製造所が正式認可を受けかつ認定されている活動についての情報。これには認定された日付と内容、及び認定している団体の名称を含める。(Information of activities for which the site is accredited and certified, including dates and contents of accreditations, names of accrediting bodies.)

その製造所が正式認可を受けかつ認定されている活動（例えば、ISO 活動）についての情報があれば記載する。

2.2. 最終製品の出荷手順（Release procedure of finished products）
(1) バッチの適合性評価及び出荷手順に責任を有する出荷判定者（Authorised Person）の適格性評価要求の詳細な記述（Detailed description of qualification requirements (education and work experience) of the Authorised Person(s) / Qualified Person(s) responsible for batch certification and releasing procedures;）

出荷判定者の適格性評価（例えば、氏名、年齢、資格、勤続年数、最終学歴等）を記述した詳細な文書を示す。

(2) バッチの適合性認定及び出荷手順の一般的な記述（General description of batch certification and releasing procedure;）

例えば、手順書等に規定されていればそれを示す。

(3) 最終製品の隔離や出荷における、及び販売承認書の遵守評価における出荷判定者（Authorised Person）の役割。(Role of Authorised Person / Qualified Person in quarantine and release of finished products and in assessment of compliance with the Marketing Authorisation;）

出荷判定者の役割と責任等について手順書等に規定されていればそれを示す。

(4) 複数の出荷判定者（Authorised Person）が関わる場合に出荷判定者（Authorised Person）間の取決め（The arrangements between Authorised Persons / Qualified Persons when several Authorised Persons / Qualified Persons are involved;）

複数の出荷判定者が関わる場合には、GMP 組織図及び手順書等に規定した内容を示す。
単数であればなしと記述する。

第 1 版　2018.05.01(Version No.1.0 May 1 2018)

＊＊＊＊-04

(5) 管理戦略としてProcess Analytical Technology (PAT)やReal Time Release or Parametric Releaseを使用するかどうかの記述。（Statement on whether the control strategy employs Process Analytical Technology (PAT) and/or Real Time Release or Parametric Release;)

　PAT、リアルタイムリリース及びパラメトリックリリースを設定している場合には、その内容を示す。製品標準書に記載している場合は、それを示す。

2.3 供給業者及び委託業者のマネジメント（Management of suppliers and contractors）
(1) 供給チェーンの体系／知識、及び外部監査プログラムの簡潔な記述。（A brief summary of the establishment/knowledge of supply chain and the external audit program;)

　原料等の供給者管理を規定した全ての手順書等（例えば、ベンダーオーディット実施手順書等）で説明する。

(2) 委託先、原薬製造業者、及び重要原料供給者の適格性評価のシステムの簡潔な記述。
（Brief description of the qualification system of contractors, manufacturers of active pharmaceutical ingredients (API) and other critical materials suppliers;)

　適格性評価システム図（取り決め書を含む）を示す。
　全ての委託先、原薬製造業者、及び重要原料供給者等を記載した一覧表を示す。手順書等（例えば、ベンダーオーディット実施手順書等）にまとめてあればそれを示す。

(3) 製造した製品がTSE（伝達性海綿状脳症：BSEの正式名称）ガイドラインに適合していることを確実にするためにとられている方策。（Measures taken to ensure that products manufactured are compliant with TSE (Transmitting animal spongiform encephalopathy) guidelines.)

　該当する場合は、記述する。

(4) 医薬品、バルク製品（すなわち未梱包の錠剤）、原薬あるいは添加剤が偽造との疑いが持たれた場合に、あるいは偽造であると特定された場合にとるべき方策。（Measures adopted where counterfeit/falsified products, bulk products (i.e. unpacked tablets), active pharmaceutical ingredients or excipients are suspected or identified.)

　方策を定めた手順書を示す。
　例えば、回収処理手順書（仮名）が該当するのであればそれを示す。

第1版　2018.05.01(Version No.1.0 May 1 2018)

(5) 製造及び分析に関して、外部の科学的、分析的あるいは他の技術的援助の使用。
(Use of outside scientific, analytical or other technical assistance in relation to manufacture and analysis;)

　　Appendix 4にまとめて記載する。
　　【リスト、該当する手順書及び契約書等の資料】

(6) 委託している製造業社及びラボのリスト。これには外部委託製造についての住所と連絡先及び供給チェーンのフローチャート、及び品質管理の活動を含むこと。
　　例えば、
　　・無菌操作法のプロセッシングの一次包装資材の滅菌。
　　・原材料などの試験等。
　　であり、これらはAppendix 4に提供すること。
(List of contract manufacturers and laboratories including the addresses and contact information and flow charts of supply-chains for outsourced manufacturing and Quality Control activities; e.g. sterilization of primary packaging material for aseptic processes, testing of starting raw-materials etc, should be presented in Appendix 4;)

　　Appendix 4：委託している製造業社及びラボのリストを作成すること。
　　このリストには、委託している企業名・住所・連絡先（連絡責任者名）・取り決め書の有無・委託作業内容・原料等の供給者管理手順書名等。

(7) 販売承認書の遵守に関して委託者と受託者の間の責任分担に関しての簡潔な概要（2.2に無い場合）
(Brief overview of the responsibility sharing between the contract giver and acceptor with respect to compliance with the Marketing Authorization (where not included under 2.2).)

　　取り決め書に責任分担を規定していればそれを示す。
　　Appendix 4の文書に含まれていればそれを示す。

2.4 品質リスクマネジメント（Quality Risk Management [QRM]）
(1) QRMの方法論の簡潔な記述（Brief description of QRM methodologies used by the manufacturer;）
　　QRMの適用範囲（Scope and focus of QRM）。企業全体レベルと製造所が行うレベル活動の簡潔な記述

品質リスクマネジメントに係る手順書を示す。
この手順書には、適用範囲、QRM活動の内容が記載されていること及び実施例の一覧。

第1版　2018.05.01(Version No.1.0 May 1 2018)

＊＊＊＊-06

2.5 製品品質レビュー（Product Quality Reviews [PQR]）
  (1) 使用している方法論の簡潔な記述（Brief description of methodologies used）

  製品品質の照査に係る手順書を示す。
  この手順書には、実施方法とその評価する項目内容が規定されていること。
  当該年度の製品品質照査報告書を示すこと。
  この文書は経営者の確認が終了し、コミットされていること。

3. 職員(PERSONNEL)
  (1) Appendix 5 に、品質マネジメント、製造、及び品質管理の位置／名称を示す組織図を記載する。これには上級経営陣及び Authorised Persons / Qulified Persons を含む。
  （Organisation chart showing the arrangements for quality management, production and quality control positions/titles in Appendix 5, including senior management and Qualified Person(s);）

  Appendix 5：会社における職務体系図（肩書を含む組織図）及び【GMP組織図】
  これには所属する職員数を記載する。
  位置づけについては、品質マネジメントに関する手順書を示す。

  (2) 品質マネジメント、製造、品質管理、保管及び配送のそれぞれに従事する従業員数
  （Number of employees engaged in the quality management, production, quality control, storage and distribution respectively;）

  Appendix 5 の資料に含めること

4. 施設及び機器（PREMISES AND EQUIPMENT）
  4.1 施設（Premises）
  (1) 製造所の短い記述；敷地の大きさ及び建物のリスト(Short description of plant; size of the site and list of buildings.)

  工場の敷地面積、建物のリスト及び配置図を示す（面積を含む。）。
  これには建物の建築年数を記載すること。

  (2) 製造区域の簡単な平面図あるいは略図。スケール入り（目盛り）であること。
  （Simple plan or description of manufacturing areas with indication of scale）

  スケールが入った製造区域の簡単な平面図あるいは略図を示す。

第1版　2018.05.01(Version No.1.0 May 1 2018)

＊＊＊＊-07

(3) 製造区域のレイアウト、動線図を Appendix 6 として提出する。
　[Lay outs and flow charts of the production areas (in Appendix 6)]
それらには部屋での清浄度の格付け、周辺区域との差圧を示し、そして、それらの部屋での製造作業（例えば、配合、造粒、充てん、保管、包装）を表示すること。
[Showing the room classification and pressure differentials between adjoining areas and indicating the production activities (i.e. compounding, filling, storage, packaging, etc.) in the rooms.;]

　Appendix 6：製造区域のレイアウト、動線図を提出する。
　この図面には、各部屋の製造作業名、環境清浄度及び室間差圧を含むこと。
【製造所の構造設備の図面】

(4) 倉庫及び保管区域のレイアウト図（Lay-outs of warehouses and storage areas）
　これには、もし該当するならば高度に毒性を有する物質、危険を有する物質、感作性物質の保管と取扱いに関する特別な区域に関しての記述を入れること。（Lay-outs of warehouses and storage areas, with special areas for the storage and handling of highly toxic, hazardous and sensitising materials indicated, if applicable;）
もし該当するならば、特有な保管条件の簡潔な記述。これはレイアウト図に示さなくともよい。
(Brief description of specific storage conditions if applicable, but not indicated on the lay-outs;)

　倉庫及び保管区域のレイアウト図を示す。
　この図面には、環境清浄度及び室間差圧を含むこと。
　又、高度に毒性を有する物質、危険を有する物質、感作性物質を保管している場合は、それらの取扱いに関する記述した文書を示すこと。

　4.1.1 空調（HVAC）システムの簡潔な記述（Brief description of heating, ventilation and air conditioning (HVAC) systems）。空気の供給、温度、湿度、差圧と換気回数、空気の再循環（％）方針を規定するための原則。[Principles for defining the air supply, temperature, humidity, pressure differentials and air change rates, policy of air recirculation (%)]

　空調（HVAC）システムに関する手順書等（設備関係、DQ,IQ,OQ,PQ 等）に記載してあればそれを示す。
　この手順書には、空気の供給、温度、湿度、差圧と換気回数、空気の再循環（％）方針等を記述してあること。
　空調図面を示すこと。

第1版　2018.05.01(Version No.1.0 May 1 2018)

****-08

4.1.2 製薬用水システムの簡潔な記述（Brief description of water systems）
　　　製造する製薬用水の品質についての基準(公的規格)。(Quality references of water produced)
　　　Appendix 7 におけるシステムの説明（ Schematic drawings of the systems in Appendix 7)

　　Appendix 7：使用している製薬用水の名称（例えば、精製水なのか等）、プロセスフロー図を使用して製薬用水システムを説明する。
　　プロセスフロー図には、サンプリング部位、電導度やTOCの測定箇所、試験項目（微生物を含む。）等が記述されていること。
　　【製造所の構造設備の図面】

4.1.3 他の関連するユーティリティ、例えば、蒸気、圧縮空気、窒素等の簡潔な記述
　　（Brief description of other relevant utilities, such as steam, compressed air, nitrogen, etc.）

　　ユーティリティに関する手順書を示す。
　　特に製品及び設備等に接触するガス（圧縮空気、窒素等）は、微粒子、油分及び微生物について問題がないことを示すデータが必要。これには、「圧縮ガスフロー図」を含むこと。

4.2 機器（Equipment）
　4.2.1 主要な「製造」と「ラボ」用の機器（特定した重要部品を含む）のリスト化。(Listing of major production and control laboratory equipment with critical pieces of equipment identified should be provided in Appendix 8.)

　　Appendix 8：製造と試験に使用している設備及び機器類のリストを示す。
　　反応器等は、容量・材質を含むこと。
　　P&ID(Piping & Instrumentation Drawings)図（配管計装図）を準備しておくと有用。

　4.2.2 クリーニング及びサニテーション（Cleaning and sanitation）
　　　製品接触面のクリーニング及びサニテーションの簡潔な記述。
　　　人の手によるクリーニングか自動洗浄（CIP）なのか。[Brief description of cleaning and sanitation methods of product contact surfaces (i.e. manual cleaning, automatic Clean-in-Place, etc).]

　　　洗浄バリデーション手順書及び清掃手順書を示すこと。
　　　これには作業服のクリーニングに関する記録を含むこと。

第1版　2018.05.01(Version No.1.0 May 1 2018)

4.2.3 GMP 上の重要なコンピュータ・システム（GMP critical computerised systems）
GMP 上の重要なコンピュータ・システムの記述[Description of GMP critical computerised systems (excluding equipment specific Programmable Logic Controllers (PLCs)]

工場で使用するコンピュータ化システムに関するシステム台帳を示す。
システム台帳には、該当する重要なコンピュータ・システムであることを示す記述があること。
重要なコンピュータ・システムに関するバリデーション報告書。

5. 文書化（DOCUMENTATION）

(1) 文書化システムについての記述。（すなわち、電子的か、人の手によるか） (Description of documentation system (i.e. electronic, manual);)

文書体系を示す。
文書化に関して記述した手順書を示す。
手順書には電子的か、人の手によるかを含んでいること。

(2) 文書類及び記録類は、製造所外に保管あるいはアーカイブする場合（該当する場合は、市販後医薬品安全性監視のデータを含む。）：次の事項をリスト化する。
(When documents and records are stored or archived off-site (including pharmacovigilance data, when applicable): List of types of documents/records; Name and address of storage site and an estimate of time required retrieving documents from the off-site archive.)
・文書 / 記録の種類
・保管場所の名称及び住所
・その製造所外のアーカイブから文書を製造所に戻すまでに必要とされる推定時間。

文書類及び記録類を当該製造所で保管している場合は、鍵がかかる場所及びその運用方法を記載した手順書名を記述すること。
文書類及び記録類を製造所外に保管あるいはアーカイブしている場合は、以下を記述すること。
①それを規定した手順書
②該当する文書類及び記録類のリストを示すこと。
③手順書又はリストには、「文書 / 記録の種類」、「保管場所の名称及び住所」並びに「その製造所外のアーカイブから文書を製造所に戻すまでに必要とされる推定時間」などが記述されていること。

第1版　2018.05.01(Version No.1.0 May 1 2018)

6. 製造（PRODUCTION）
    6.1 製品の種類（Type of products）
        Appendix 1あるいは 2 に対する参照が出来るようにすること。（References to Appendix 1 or 2 can be made）

        Appendix 1及びAppendix 2との関連を参照できるようにする。

    (1) 製造所で製造する人用及び動物用医薬品の両方についての記述（List of dosage forms of both human　and veterinary products which are manufactured on the site）

        製造所で製造する全ての人用及び動物用医薬品の製品リストを示す。

    (2) 取扱われる毒性の高い或いは危険性の高い物質についての記述（例えば、薬理活性の高い物質、及びあるいは感作性を有する物質）。[Toxic or hazardous substances handled (e.g. with high pharmacological activity and/or with sensitising properties);]

        毒性、危険性及び薬理活性の高い物質並びに感作性を有する物質を取扱っている場合は、その製品リストを示す。

    (3) 専用設備又は、該当する場合は共用設備で製造する製品の種類。（Product types manufactured in a dedicated facility or on a campaign basis, if applicable;）

        製品リストに専用設備又は、共用設備で製造するかの分類を記述する。

    (4) もし該当するならば、Process Analytical Technology(PAT)を適用していることの記述。
        （Process Analytical Technology (PAT) applications, if applicable: general statement of the relevant technology, and associated computerized systems;）

        PATを適用している場合は、製品標準書を示すこと。
        又、その運用方法に関する内容が記述されている手順書を示すこと。

    6.2 プロセスバリデーション（Process validation）
        (1) プロセスバリデーションについての全体的な方針についての簡潔な記述。（Brief description of general policy for process validation;）

        プロセスバリデーションに関して総論的に記述した手順書を示す。

第1版　2018.05.01(Version No.1.0 May 1 2018)

＊＊＊＊-11

(2) 再加工又は再処理に関しての方針（Policy for reprocessing or reworking;）

　　再加工及び又は再処理に関する方針を記述した手順書を示す。
　　個々には、再加工の実施に係る手順書、再処理の実施に係る手順書も準備する。

6.3 原材料管理及び倉庫管理（Material management and warehousing）
　(1) 出発原料、包装材料、バルク及び最終製品の取扱いに関しての取決め。
　　これには、サンプリング、隔離、出荷及び保管を含める。（Arrangements for the handling of starting materials, packaging materials, bulk and finished products including sampling, quarantine, release and storage）

　　出発原料、包装材料、バルク及び最終製品の取扱いを記述した手順書。
　　又、これらに関しての取決め書。
　　なお、手順書にはサンプリング、隔離、出荷及び保管の記述が含まれること。

　(2) 不合格の原料及び製品の取扱いに関しての取決め。（Arrangements for the handling of rejected materials and products）

　　不合格になった原料及び製品の取扱い方を記述した手順書。

7. 品質管理（QUALITY CONTROL [QC]）
　物理的、化学的、及び微生物学的・生物学的試験に関して製造所で行われる品質管理活動の記述。
　（Description of the Quality Control activities carried out on the site in terms of physical, chemical, and microbiological and biological testing.）

　当該製造所で行われる品質管理活動を記述した品質管理基準書及び詳細な手順書。

8. 配送、苦情処理、製品欠陥及び回収（DISTRIBUTION, COMPLAINTS, PRODUCT DEFECTS AND RECALLS）
　8.1 配送（Distribution [to the part under the responsibility of the manufacturer]）
　　(1) 当該製造所から製品を出荷する先の企業のタイプと場所（EU/EEA, USA 等）。（Types [wholesale licence holders, manufacturing licence holders, etc] and locations [EU/EEA, USA, etc] of the companies to which the products are shipped from the site;）

　　当該製造所から製品出荷先の企業のライセンスのタイプ及び出荷場所を記述したリスト

第1版　2018.05.01(Version No.1.0 May 1 2018)

****-12

(2) 当該製造企業からの医薬品を受領する各消費者/受領者が法的な資格を有することを確認するために使用するシステムの記述。（Description of the system used to verify that each customer / recipient is legally entitled to receive medicinal products from the manufacturer）

医薬品を受領する各消費者/受領者との間で契約した取り決め書。
これを定めることを記述した手順書。

(3) 例えば、温度モニタリング管理のように運送中に適正な環境条件であったことを確認するために使用するシステムの簡潔な記述。（Brief description of the system to ensure appropriate environmental conditions during transit, e.g. temperature monitoring/ control;）

適正な環境条件で運送することを記述した手順書。
文書化された適正な環境記録（例えば、温度モニタリング記録等）。

(4) 製品のトレーサビリティを維持するような製品の配送と方法の取決め。（Arrangements for product distribution and methods by which product traceability is maintained;）

流通業者と取り交わした取り決め書（契約書）とトレーサビリティに記録。

(5) 製造業者の製品が不法な流通チェーンに入ることを防ぐために採られている方策
（Measures taken to prevent manufacturers' products to fall in the illegal supply chain.）

流通業者と取り交わした取り決め書（契約書）

8.2 苦情処理、製品欠陥及び回収（Complaints, product defects and recalls）
　苦情、製品欠陥及び回収の取扱いに関するシステムの簡潔な記述
（Brief description of the system for handling complains, product defects and recalls）

苦情、欠陥製品及び回収の取扱い（システム）を記述した手順書。

9. 自己点検（SELF INSPECTIONS）
自己点検システムの短い記述。計画した自己点検中に、実際の準備中に、そしてフォローアップ活動中に、カバーする分野の選定をするために使用する判断基準に焦点を合わせる。
（Short description of the self inspection system with focus on criteria used for selection of the areas to be covered during planned inspections, practical arrangements and follow-up activities）

GMP省令に基づく自己点検システムを記述した手順書。これには自己点検を実施するに際しての運用方法が記述されていること及び当該年度の自己点検報告書とそのCAPA状況。

第1版　2018.05.01(Version No.1.0 May 1 2018)

第2章
PIC/S GMP ガイドライン
パートIに沿った監査マニュアル

清川　眞澄

合田　富雄

「PIC/S GMP ガイドラインパートIに沿った監査マニュアル」

第1章	医薬品品質システム	評価	コメント
	原則	―	―
	製造許可＊訳注1 の保有者は、医薬品がその使用目的に適切に合致し、適宜、販売承認＊訳注2 又は治験承認の要求事項を満たすとともに、不適切な安全性、品質及び有効性のために患者をリスクに曝すことが無いことを保証するよう、医薬品を製造しなければならない。品質目標の達成は、上級経営陣＊訳注3 の責務であり、社内の多くの異なる部署及び全ての階層のスタッフ、供給業者及び配送業者の参加とコミットメントを必要とする。品質目標を確実に達成するため、GMP及び品質リスクマネジメントを取り込んで包括的に、医薬品品質システムを設計し、適正に実施しなければならない。医薬品品質システムは、完全に文書化し、その有効性をモニターすること。医薬品品質システムの全ての部分について、有能な人員、並びに適切かつ十分な建物＊訳注4、設備及び施設が適切に備わっていること。製造許可の保有者及びオーソライズドパーソン＊訳注5 には更なる法的な責任がある。 （＊訳注1：日本では製造所ごとの製造業の許可であるが、諸外国では製品の製造許可（承認）を指す場合もある。以下同じ。） （＊訳注2：日本では製造販売承認。以下同じ。） （＊訳注3：企業又は製造所のリソースを動員する責任・権限を有し、その企業又は製造所を最高レベルで指揮・管理する人（々）を指す。以下同じ。） （＊訳注4：屋外の構造物及び敷地を含む。以下同じ。） （＊訳注5：認定された責任者を指す。以下同じ。）	―	―
	品質マネジメント、GMP及び品質リスクマネジメントの基本コンセプトは相互に関連している。それらの関係並びに医薬品の製造及び管理に対する根本的な重要性を強調するため、ここで述べる。	―	―
	医薬品品質システム　注1	―	―
1	注1　各国の要求事項は、製造業者に対して効果的な医薬品品質保証システムの確立と実施を要求している。この章では、ICH Q10の用語との整合性を考慮して、医薬品品質システムという用語を用いている。この章の目的に照らして、ICHの用語は互換性があるものと考えることができる。	―	―
1.1	品質マネジメントに係る内容を含む手順書を作成しているか。		
1.2	ICH Q10に記載されている医薬品開発と製造活動の連携を強化する旨の内容を記載した手順書を作成しているか。		
1.3	①医薬品品質システムは、企業活動の規模及び複雑さを考慮に入れて作成されているか。		
	②更にこのシステム設計する場合は、適切なツールを使用することを含めて、適切なリスクマネジメントの原則を取り入れて作成しているか。		

【評価】　A：適合　B：概ね適合　C：要改善　D：不適合

第1章	医薬品品質システム		評価	コメント
1.4	以下を保証した医薬品品質システムであることを手順書に規定しているか。		―	―
	(i) 適切な品質特性を備えた製品を一貫して供給することを可能とするシステムを設計、計画、実行、維持し、継続して改善しているか。			
	(ii) ライフサイクルの全ての段階を通して、製品及び工程に関する知識を管理しているか。つまり知識管理を行う手順書はあるか。			
	(iii) GMPの要求事項を考慮した方法で医薬品を設計し、開発するような手順書となっているか。			
	(iv) 製造及び管理作業を明確に規定した手順書に基づきGMPを行っているか。			
	(v) 管理上の責任を明確に規定しているか。			
	(vi) 正しい出発物質及び包装材料の製造、供給及び使用、供給業者の選定及びモニタリングのための取決め、並びに各々の配送が承認されたサプライチェーンを通じていることを検証する取決め書とその記録を担保しているか。			
	(vii) 外部委託作業の管理を保証するプロセス手順書はあるか。			
	(viii) 工程の能力及び製品品質の効果的なモニタリング及び管理のシステムに基づきそれを使用した管理状態を確立し、維持しているか。			
	(ix) バッチの出荷可否判定、逸脱の原因究明において、製品及び工程のモニタリングの結果を考慮するとともに将来発生する可能性がある逸脱を避ける予防措置の観点から定めた手順書はあるか。			
	(x) 中間製品に関する必要な全ての管理、並びにその他の工程内管理及びバリデーションを行うように規定した手順書はあるか。			
	(xi) 現状に満足せず適切な品質改善を実行することを通じて継続的な改善を促進するための手順書を定めているか。			
	(xii) 計画された変更を予測的に評価し、必要な場合は薬事規制上の届出又は承認を考慮して当該変更を実施する前にそれを社内で承認する手順が文書化されているか。			
	(xiii) 変更を実施した後、品質目標を達成していること及び製品品質に意図しない有害な影響が無いことを確認するため報告書を通して評価を行うように定めた手順書はあるか。			
	(xiv) 逸脱、製品欠陥の疑い及び他の問題点の原因究明において、適切なレベルの根本原因の分析を適用することと規定されているが、①これは品質リスクマネジメントの原則を適用して決定しているか。			
	②問題の真の根本原因を決められない場合、根本原因である可能性の最も高い項目を特定することに傾注しその項目に焦点を当てて検証する手順となっているか。			
	③原因に人為的な過誤が疑われる又は特定された場合、そこに工程上の手順やシステム上のエラー又は問題が存在するとしたら、それを改善することを保証する適切な報告書となっているか。			

【評価】　A：適合　B：概ね適合　C：要改善　D：不適合

第1章	医薬品品質システム	評価	コメント
1.4	(xv) 販売承認の要求事項並びに医薬品の製造、管理及び出荷可否判定に関する他の法規に従って各製造バッチが製造され、管理されたことをAP(オーソライズドパーソン)が保証するまで、医薬品を販売又は供給できない手順書となっているか。		
	(xvi)有効期限を通じて品質を維持するべく医薬品を保存し、配送し、その後も取り扱うことを、可能な限り確実にするための十分な取決め書があるか。		
	(xvii) 医薬品品質システムの有効性及び適用可能性を定期的に評価する自己点検・品質監査を定めた手順書はあるか。		
1.5	効果的な医薬品品質システムが整備され、適切にリソース配分がされていること及び組織全体に役割、責任及び権限が規定され、周知され、実行されていることを保証することは上級経営陣の最終的な責任であることを定めた手順書はあるか。		
1.6	製品、工程及びシステム自体の継続的な改善の機会を特定するため、上級経営陣の関与の下、医薬品品質システムの運用についての定期的マネジメントレビューが行われる手順となっているか。		
1.7	①医薬品品質システム及び品質マニュアル又は同等の内容を規定した手順書はあるか。		
	②この手順書には、経営陣（上級経営陣の下で実際の管理業務を行う人[々]を指す。）の責任を含む品質マネジメントシステムの記載を含めているか。		
	医薬品GMP	ー	ー
1.8	GMPは、製品がその使用目的に適し、販売承認、治験承認又は製品規格書で要求されている品質基準に対応して一貫して製造され、管理されていることを保証する品質マネジメントの一部である。GMPは、製造と品質管理の双方に関わっている。GMPの基本要件は、以下のとおりであるがこれらの内容を文書化しているか。	ー	ー
	(i)全ての製造工程について、明確に規定し、経験に照らして体系的に見直すとともに、求められる品質の医薬品を一貫して製造し、その規格に適合することが出来ることを示すこと。		
	(ii) 製造工程中の重要ステップ及び工程に対する重大な変更を、バリデートすること。		
	(iii) 以下を含む、GMPに必要な全ての施設を備えていること。 ・適切に適格性が確認され、教育訓練された人員 ・適切な建物及びスペース ・ふさわしい設備及び付帯施設 ・適正な原材料、容器及び表示 ・医薬品品質システムに従って承認された手順書及び指図書 ・適切な保管及び搬送		
	(iv) 指図書及び手順書は、明白で分かりやすい文言で指示する形式で、その施設に具体的に適合する形で記載すること。		
	(v)手順を正しく実行し、作業者がそのように行うよう教育訓練すること。		

【評価】　A：適合　B：概ね適合　C：要改善　D：不適合

第1章	医薬品品質システム	評価	コメント
1.8	(vi)製造中に手書き・記録装置によって記録書を作成し、規定された手順書及び指図書で求められた全てのステップが実際に行われたこと、製品の数量及び品質が期待どおりであることを実証すること。		
	(vii)重大な逸脱を完全に記録し、その根本原因を特定し、適切な是正措置及び予防措置を実施する目的をもって調査すること。		
	(viii)完全なバッチ履歴の追跡を可能とする製造（配送を含む）の記録書を、分かり易くアクセス可能な形で保存すること。		
	(ix)製品の配送は、品質へのリスクを最小化するものでありGDPを考慮したものであること。		
	(x)どの製品バッチも販売又は供給から回収できるシステムがあること。		
	(xi)製品についての苦情を調査し、品質欠陥の原因を究明し、欠陥製品について適切な措置を講じて、再発を防止すること。		
	品質管理	―	―
1.9	品質管理は、検体採取、規格及び試験に関わり、必要な関連する試験が実際に行われ、品質が満足できるものであると判定されるまで、原材料が使用のため出庫許可されず、又は製品が販売若しくは供給のため出荷許可されないことを保証する組織、文書化及び出荷可否判定手順に関わるGMPの一部である。品質管理の基本要件は、以下のとおりであるがこれらを該当する手順書に規定しているか。	―	―
	(i)出発原料、包装材料、中間製品、バルク製品及び最終製品について検体採取及び試験するために並びに（適切な場合）GMP目的で環境条件をモニターするために適切な施設、教育訓練された人員及び承認された手順書が利用可能であること。		
	(ii) 出発原料、包装材料、中間製品、バルク製品及び最終製品の検体は、承認された職員及び方法で採取すること。		
	(iii) 試験方法をバリデートすること。		
	(iv) 手書き・記録装置によって記録書を作成し、求められた全ての検体採取、検査及び試験手順が実際に行われたことを実証すること。いかなる逸脱も完全に記録し、原因究明すること。		
	(v) 最終製品が、販売承認又は治験承認に規定された定性的及び定量的な組成に適合した有効成分を含有し、要求された純度を保持するとともに、適切な容器に封入され、適正に表示されること。		
	(vi)記録書は検査結果に基づいて作成し、原材料、中間製品、バルク製品及び最終製品の試験記録を規格書に照らして正式に評価すること。製品の評価には関連する製造文書の照査及び評価、並びに規定された手順書からの逸脱の評価が含まれる。		
	(vii)該当する承認要件の要求事項に従っていることをAP（オーソライズドパーソン）が認証する前に、製品のバッチを販売又は供給のため出荷許可してはならない。		
	(viii)必要であれば将来的に試験が行えるよう、出発原料及び製品の十分な参考品をアネックス19に従って保存するとともに、製品については最終包装状態で保存すること。		

【評価】　A：適合　B：概ね適合　C：要改善　D：不適合

第1章	医薬品品質システム	評価	コメント
	製品品質の照査	―	―
1.10	①全ての許可医薬品（輸出専用製品を含む）について定期的に一括して行う又は分割して順次行う品質照査は、既存の工程の一貫性並びに出発原料及び最終製品双方の現行規格の適切性を検証する目的で実施し、いかなる傾向についても明らかにし、製品及び工程の改善の余地を確認することを手順書に定めているか。		
	②その手順書には①の照査は、過去の照査を考慮した上で通常年1回実施して文書化し、少なくとも以下を含めること規定しているか。	―	―
	(i) 製品に使用される包装材料を含め、出発物質（特に新たな供給元からのもの）の照査、とりわけ原薬のサプライチェーンのトレーサビリティについての照査		
	(ii)重要な工程内管理及び最終製品結果の照査		
	(iii)確立された規格を満たさない全バッチ及びその原因究明の照査		
	(iv)全ての重大な逸脱又は不適合、それらに関連する原因究明の照査、及び結果として講じられた是正措置及び予防措置の有効性についての照査		
	(v)工程又は分析方法について行った全ての変更の照査		
	(vi)提出され、承認又は拒否された販売承認事項一部変更（第三国（輸出のみ）への書類を含む）の照査		
	(vii)安定性モニタリングプログラムの結果の照査、及び好ましくない傾向についての照査		
	(viii)品質に関連する全ての返品、苦情及び回収並びにその際に実施した原因究明の照査		
	(ix)その他製品工程又は設備について以前に実施した是正措置があれば、その適切性についての照査		
	(x)新規販売承認及び販売承認事項一部変更に関して、販売後コミットメントの照査		
	(xi)関連する設備及びユーティリティ（例えば HVAC、水、高圧ガス等）の適格性評価状況		
	(xii)第7章に定義した契約に関する取決めが最新のものであることを保証するための照査		
1.11	①製造業者及び（製造業者と異なる場合）販売承認保有者（日本では製造販売業者。以下同じ。）は、医薬品品質システムの下で照査結果を評価するとともに、是正措置及び予防措置又は再バリデーションを実行すべき否かについて評価する手順となっているか。		
	②斯かる措置及び自己点検時に検証された手順の実効性について継続して管理し、照査する管理手順は文書化されているか。		
	③品質の照査は、製品の種別毎にグループ化して差し支えないがそれには科学的な妥当性を示す必要があることを手順書に定めているか。		
	①販売承認保有者が製造業者と異なる場合は、品質照査の実施における各々の責務を規定する技術契約書が関係者間で文書化されているか。		
	②販売承認保有者と共に最終的なバッチ認証に責任を有するオーソライズドパーソンは、品質照査が適切な時期に実施されておりかつ正確であること保証するように規定されているか。		

【評価】　A：適合　B：概ね適合　C：要改善　D：不適合

第1章	医薬品品質システム		評価	コメント
	品質リスクマネジメント		—	—
1.12	品質リスクマネジメントは、医薬品の品質へのリスクの評価、管理、伝達及び照査のための体系的なプロセスであり、事前対応としても回顧的にも適用することが可能と文書化されているか。			
1.13	品質リスクマネジメントの原則は、以下のとおりであるがこれらを該当する手順書に規定しているか。		—	—
		(i)品質へのリスクの評価は、科学的知見、工程の経験に基づくものであり、最終的に患者保護に帰結する。		
		(ii)品質リスクマネジメントのプロセスについての労力レベル、社内手続きの正式度及び文書化の程度は、リスクの程度に相応する。		
		品質リスクマネジメントのプロセス及び適用の事例については、特にアネックス20又はICH Q9が参考になるがこれを取込んでいるか。		
第2章	人員		—	—
	原則		—	—
	医薬品を正しく製造することは人に依存しているため、製造業者の責務である全ての業務を実施するに十分な数の適格な人員を有しなければならない。各々の責務について、当該個人が明確に理解し、記録していること。全ての人員は、該当するGMPの原則を認識し、必要に沿った導入時及び継続的な教育訓練(衛生管理の指導を含む)を受講すること。		—	—
	全般事項		—	—
2.1	①製造業者は、必要な資格及び実務経験を有する適切な数の人員を有することを組織図などで保証しているか。			
	②医薬品品質システムを実行し、維持するとともに、その有効性を継続的に改善するため、経営上層部が直接関与し、十分かつ適切なリソース(人材、財源、物品、施設及び設備)を決定し、提供する体制にあることを文書化しているか。			
	③一個人に課せられる責務は、品質にリスクをもたらすほど広範なものにならないよう、責務及び管理体制が文書により適切に定められているか。			
2.2	製造及び品質管理の部門長(責任者)や品質保証の責任者の責任範囲などの関係を明確にし、また、これらの責任者及びオーソライズドパーソンの地位を含めて責任及び権限並びに管理体制が明確に示された組織図等を策定しているか。			
2.3	①製造及び品質管理業務の責任者の責務は職務記述書に定められているか。			
	②その職務記述書には、これら責任者の職責を実施する適切な権限を有することが記載されているか。			
	③製造及び品質管理業務の責任者の代行者を置く場合、その者は十分な資格レベルを有する者であることが職務記述書に定められているか。			
2.4	①上級経営陣は、品質目標を達成する効果的な医薬品品質システムが整っていること、並びに組織全般に役割、責務及び権限が規定され、伝達され、実行されることを保証する最終的な責任を有することを手順書に定めているか。			

【評価】　A：適合　B：概ね適合　C：要改善　D：不適合

第2章	人員		評価	コメント
	全般事項		―	―
2.4	②上級経営陣は、品質と関連する会社の全般的意思と方向を記述した品質方針を確立し、マネジメントレビューへの参画を通じて医薬品品質システムの継続した適切性及び有効性並びにGMP遵守を保証することを手順書に定めているか。			
	主要責任者		―	―
2.5	①上級経営陣は、主要な管理職(製造部門の長、品質管理部門の長を含む)を任命しているか。			
	②以下に該当する手順書はあるか。 ・これらの者のうち少なくとも1名が製品の出荷可否判定の責任を有しなければ、その目的のためにオーソライズドパーソンを指定すること。			
	・通常、主要ポストは、常勤の人員があたること。			
	③製造部門及び品質管理部門の長は、互いに独立していなければならない。大組織においては、2.7、2.8及び2.9項に掲げた機能のうちいくつかは代行させる必要もあろう。加えて、企業の規模及び組織構造によっては、品質保証の長又は品質部門の長が別途指名される場合がある。そのような機能が存在する場合は通常、2.7、2.8及び2.9項に掲げる責務は品質管理部門の長と製造部門の長で分担されることから、上級経営陣は役割、責務、及び権限が明確にされるよう留意すること。			
2.6	オーソライズドパーソンの職責は、各国の要求事項に記載されており、以下のようにまとめることができるがこれらを文書化しているか。		―	―
	a) 医薬品の各バッチがその国で施行されている法律を遵守するとともに販売承認の要求事項に従って製造され、チェックされていることを、オーソライズドパーソンは保証しなければならない。			
	b) オーソライズドパーソンは、その国の法令で定められた資格要件を満たさなければならず、製造許可の保有者の任命により、その責務を常勤で継続的に果たすものとする。			
	c) オーソライズドパーソンの責務を代行さることもできるが、他のオーソライズドパーソンに限ること。			
2.7	製造部門の長は一般的に、以下の責務を有する。これらを手順書に定めているか。		―	―
	(i) 求められた品質を確保するため、適切な文書に従って、製品を製造し、保管することを保証する。			
	(ii) 製造作業に関連する指図書を承認し、その厳密な実行を保証する。			
	(iii) 製造の記録書をオーソライズドパーソンが評価し、署名することを保証する。			
	(iv) 自らの部門、建物及び設備の適格性確認と保守管理を保証する。			
	(v) 適切なバリデーションを実施することを保証する。			
	(vi) 自らの部門の人員に求められる導入時及び継続的な教育訓練を実施するとともに、教育訓練が必要に応じてなされることを保証する。			

【評価】　A:適合　B:概ね適合　C:要改善　D:不適合

第2章		人員	評価	コメント
		主要責任者	—	—
2.8		品質管理部門の長は一般的に、以下の責務を有するがこれらを手順書に定めているか。	—	—
	(i)	自らの判断により、出発原料、包装材料、中間製品、バルク製品及び最終製品の合格・不合格の判定を行う。		
	(ii)	全ての必要な試験が実施され、それに伴う記録書が評価されていることを保証する。		
	(iii)	規格書、検体採取指図書、試験方法及び他の品質管理手順書を承認する。		
	(iv)	分析委託先を承認し、モニターする。		
	(v)	自らの部門、建物及び設備について、適格性確認及び保守管理を保証する。		
	(vi)	適切なバリデーションが実施されていることを保証する。		
	(vii)	自らの部門の人員に求められる導入時及び継続的な教育訓練を実施するとともに、教育訓練が必要に応じてなされることを保証する。		
		他の品質管理部門の職責については、第6章にまとめられているがこれらを手順書に定めているか。		
2.9		製造部門の長、品質管理部門の長および場合により、品質保証部門又は品質部門の長は一般的に、品質に関連する責務（特に、医薬品品質システムの設計、効果的な実施、モニタリングおよび維持を含む業務）を文書で規定し分担又は共同して、以下を実行しているか。	—	—
	(i)	手順書及びその他の文書の承認（改正を含む）		
	(ii)	製造環境のモニタリング及び管理		
	(iii)	製造所の衛生管理		
	(iv)	プロセスバリデーション		
	(v)	教育訓練		
	(vi)	原材料供給業者の承認及びモニタリング		
	(vii)	委託製造業者及びGMP関連外部委託作業の提供業者の承認及びモニタリング		
	(viii)	原材料及び製品の保管条件の指定及びモニタリング		
	(ix)	記録書の保存		
	(x)	GMP要件遵守のモニタリング		
	(xi)	製品品質に影響を及ぼす可能性がある因子をモニターするための、点検、原因究明及び検体の採取		
	(xii)	工程の能力、製品品質及び医薬品品質システムについてのマネジメントレビューへの参加、並びに継続的改善の支援への参加		
	(xiii)	品質に関する問題をタイムリーかつ効果的に伝達し、経営陣の適切なレベルに提起する上程プロセスがあることの保証		
		教育訓練	—	—
2.10		製造業者は、職責により製造区域及び保管区域又は管理試験室に立ち入る全ての人員（技術、保守管理及び清掃の人員を含む）及びその行動が製品品質に影響を及ぼす可能性のある他の人員に、教育訓練を実施することを手順書に定めているか		

【評価】　A：適合　B：概ね適合　C：要改善　D：不適合

第2章	人員		評価	コメント
	教育訓練		―	―
2.11	以下の事項は、該当する手順書に規定しているか。		―	―
		①医薬品品質システム並びにGMPの理論及び実践に関する基本的な教育訓練以外に、新規に採用された人員は、割り当てられた職責に応じた適切な教育訓練を受けること。		
		②継続的な教育訓練も実施し、その実効性を定期的に評価すること。		
		③適宜、製造部門の長又は品質管理部門の長のいずれかが承認し、教育訓練プログラムが利用可能であること。		
		④教育訓練の記録書を保存すること。		
2.12	汚染が危害となる区域(例えば、清浄区域又は高活性、毒性、感染性若しくは感作性を有する物質が取り扱われる区域)で作業する人員には、特別な教育訓練を実施する手順書となっているか。			
2.13	常勤者以外の訪問者又は教育訓練を受けていない人員は、製造区域及び品質管理区域に立ち入らせないことが望ましい。 避けられない場合は、事前に情報(特にその人員に対する衛生管理教育の徹底及び所定の保護衣の着用などについて)を提供し、その入室者の行動を監視することが手順書等で文書化されているか。			
2.14	医薬品品質システム並びにその理解及び実践を促進することを可能とする全ての方法について、教育訓練時に十分に教育される手順が定められているか。			
	人員の衛生管理		―	―
2.15	以下の衛生管理に係る事項が定められた手順が文書化され、実施されているか。		―	―
		・詳細な衛生管理プログラムを確立し、工場内の異なるニーズに応じて適用されること。		
		・衛生管理プログラムには、人員の保健、衛生管理の実践及び更衣に関連する手順を含めること。		
		・職責により製造区域及び管理区域に立ち入る全ての人員が斯かる手順を理解し、厳密な手続きに従うこと。		
		・衛生管理プログラムは、経営陣が推進し、教育訓練時に広く討議すること。		
2.16	以下の衛生管理に係る事項が定められた手順が文書化されいるか。		―	―
		・全ての人員は、採用時に健康診断を受けること。		
		・製造業者の責任として、製品の品質に影響する可能性のある健康状態を製造業者へ知らされることを保証する指導を行わなければならない。		
		・初回の健康診断の後、その作業及び個人の健康のため必要な時期に、健康診断を実施すること。		
2.17	感染性疾患に罹患した者又は身体の露出表面に開放病巣を有する者が医薬品製造に従事しないことを可能な限り確実にする方策を講じることとした手順書はあるか。			
2.18	製造区域に立ち入る全ての人員は、実施する作業に応じた適切な保護衣を着用することが文書に規定されいるか。			

【評価】　A:適合　B:概ね適合　C:要改善　D:不適合

第2章	人員		評価	コメント
		人員の衛生管理	—	—
2.19	以下の事項が定められた手順が文書化されているか。		—	—
	①飲食、ガム若しくは喫煙、又は食物、飲料、喫煙材料若しくは個人的医薬品の保管は、製造区域及び保管区域内では禁止すること。			
	②一般的に、製造区域内又は製品が悪影響を受けるおそれがある他の区域内における非衛生的な行為は、禁止すること。			
2.20	露出されている製品及び設備の製品接触部分に作業者の手が直接接触することを避ける作業手順、行動手順が定められているか。			
2.21	人員に手洗い設備を使用するよう指示することとした手順書は規定されているか。			
2.22	特殊な製品グループ(例えば無菌製剤)の製造に関する特別要求事項については、アネックスに掲げるがこれも考慮した手順書となっているか。			
		コンサルタント	—	—
2.23	①コンサルタントを雇用する場合、彼らの教育、訓練及び経験(又はそれらの組み合わせ)の記録書を保存しているか。			
	②その記録書(契約書)には、氏名、住所、資格、及びコンサルタントによって提供された役務の種類が記述されているか。			
第3章	建物及び設備		—	—
		原則	—	—
	実施される作業にふさわしいように、建物及び装置を配置し、設計し、建造し、供用し、保守管理しなければならない。その配置及び設計は、過誤のリスクを最小にすることを目途とするとともに、交叉汚染、じん埃又は汚れの蓄積及び(一般的に)製品品質への悪影響を回避するために、有効な洗浄及び保守管理を可能とするものでなければならない。		—	—
		建物	—	—
		全般事項	—	—
3.1	施設(建物)は、原材料及び製品の汚染を引き起こすリスクが最小限である環境に建設されているか。			
3.2	以下の項目を定めた手順書はあるか。		—	—
	①補修及び保守管理の作業が製品の品質に危害を及ぼさないことを保証するよう、建物を注意深く維持管理すること。			
	②詳細な手順書に従って清掃し、(該当する場合)消毒すること。			
3.3	照明、温度、湿度及び換気が適切であり、それらが製造及び保管中の医薬品又は装置の正確な作動に直接的又は間接的に悪影響を及ぼさないことを規定した手順書はあるか。			
3.4	建物は、昆虫又は他の動物が侵入から最大限に守るように、建物を設計し、装備が備えられているか。			
3.5	作業区域への入室及び通過に関し、以下が講じられているか。		—	—
	・無許可の人の立入りを防止する方策が講じられていること。			
	・製造、保管及び品質管理区域は、そこで作業しない人員の通路として使用してはならないこと。			

【評価】　A：適合　B：概ね適合　C：要改善　D：不適合

第3章		建物及び設備	評価	コメント
		建物	―	―
		製造区域	―	―
3.6		以下の項目を定めた手順書はあるか。	―	―
	①	交叉汚染による重篤な医学的危害のリスクを最小限にするため、高感作性の原材料(例えばペニシリン類)又は生物学的製剤(例えば生きている微生物に由来するもの)等の特殊な医薬品の製造には、専用化された自己封じ込め式の設備が利用可能でなければならない。		
	②	ある種の抗生剤、ある種のホルモン、ある種の細胞毒性物質、ある種の高活性薬物及び非医薬品等の製品の製造は、同一の施設で実施してはならない。例外として、特別な予防策が講じられ、必要なバリデーションが行われている場合には、これら製品について同一施設におけるキャンペーン生産は許容され得る。		
	③	工業毒物(殺虫剤及び除草剤等)の製造は、医薬品の製造に使用する建物では許されない。		
3.7		作業の流れ及び必要な清浄度レベルに応じた論理的な順序で連結した区域において製造が行われるよう、建物を設計することが望ましいがこれらを考慮した建物となっているか。		
3.8		異なる医薬品又はその構成物の混同を最小化し、交叉汚染を回避し、製造若しくは管理ステップの実施漏れ又は誤った適用のリスクを最小限にするよう、適切な作業スペース及び工程内保管スペースに、装置及び物品を整然と論理的に配置するよう設計されているか。		
3.9		出発原料及び一次包装材料、中間製品又はバルク製品が環境に暴露される場合は、建物内部の表面(壁、床及び天井)は、平滑でひび割れ及び開放接合部がなく、微粒子物質を脱落させないものであるとともに、容易かつ効果的な清掃及び(必要な場合)消毒が行えるよう設計されているか。		
3.10		以下の項目を定めた手順書はあるか。	―	―
	①	配管、照明取付け具、換気及び他の付帯施設は、清掃しにくい窪みの形成を回避するよう設計し、配置すること。		
	②	保守管理の目的のため、可能な限り製造区域外から到達可能であること。		
3.11		以下の項目を定めた手順書はあるか。	―	―
	①	排水溝は、適切なサイズで、トラップ付きの落とし込みを有すること。		
	②	開放溝は可能な限り避けるが、必要であれば、清掃及び消毒を実施し易いよう浅くしておくこと。		
3.12		製造区域は、取り扱う製品、そこで行われる作業及び外部環境のいずれに対しても適切な空調設備(温度のほか、必要な場合は湿度及びろ過を含む)を使用して、効果的に換気することを定めた手順書はあるか。		
3.13		出発原料の秤量は通常、その用途のために設計され、区分された秤量室で行うことと定めた手順書はあるか。		

【評価】　A:適合　B:概ね適合　C:要改善　D:不適合

第3章		建物及び設備	評価	コメント
		製造区域	—	—
3.14		じん埃が発生する場合（例えば、サンプリング、秤量、混合及び加工の作業中、乾いた状態の製品の包装時）は、交叉汚染を回避して清掃を行いやすくする特別な予防措置を講じることと定めた手順書はあるか。		
3.15		医薬品の包装のための建物は、混同又は交叉汚染を回避できるよう、特別に設計し、配置するように建てられているか。		
3.16		製造区域（特に目視による製造管理を実施する場所）は、十分な明るさであることを保証する構造となっているか。		
3.17		工程内管理は、製造に対してリスクをもたらさない限りにおいて、製造区域内で実施してもよいがそのように設定されているか。		
		保管区域	—	—
3.18		保管区域は、以下の事項に合わせた管理をすると手順書に定めているか。	—	—
		①原材料及び製品を整然と保管できる十分な広さであること		
		②出発原料及び包装材料、中間製品、バルク製品及び最終製品、区分保管中の製品、合格判定された製品、不合格判定された製品、返品又は回収された製品		
3.19		以下の項目を定めた手順書はあるか。	—	—
		①良好な保管条件を保証するよう保管区域を設計又は供用すること。		
		②特に、当該区域は、清潔で乾いた状態とし、許容される温度限度値内に維持管理すること。		
		③特別な保管条件が必要な場合は（例えば温度、湿度）、当該条件を供給し、チェックし、モニターすること。		
3.20		以下の項目を定めた手順書はあるか。	—	—
		①搬入・搬出口は、天候から原材料及び製品を保護するものであること。		
		②入荷原材料の容器を（必要な場合）保管前に清掃できるように、受入区域を設計し、装備すること。		
3.21		①分離された区域での保管によって区分保管状態が保証される場合は、斯かる区域を明確に表示するとともに、当該区域への立入は認定された人員に制限していることを文書化しているか。		
		②物理的な区分保管に代わるシステムを用いる場合は、同等のセキュリティを提供するように文書化しているか。		
3.22		検体の採取は以下のことが文書に定められているか。	—	—
		①通常、出発原料用に分離した検体採取区域があること。		
		②検体採取が保管区域で実施される場合は、汚染又は交叉汚染を防止するような方法で行うこと。		
3.23		不合格判定され、回収され又は返品された原材料若しくは製品を保管するための隔離された区域、区画があるか。		
3.24		高活性の物質又は製品は、安全で確実な区域に保管することを手順書に定めているか。		
3.25		印刷された包装材料は、医薬品の適合性に重要と考えられるため、斯かる包装材料の安全で確実な保管に特別の注意を払うように手順書に定めているか。		

【評価】　A：適合　B：概ね適合　C：要改善　D：不適合

第3章		建物及び設備	評価	コメント
		品質管理区域	ー	ー
3.26		品質管理試験室は、製造区域から分離されているか。これは生物、微生物試験及び放射性同位元素の管理のための試験室で特に重要であり、それら試験室も互いに分離すること。		
3.27		管理試験室は、以下のことを配慮した設計となっているか。	ー	ー
		①混同及び交叉汚染を避けるため十分なスペースを与えているか。		
		②検体及び記録書のための適切で相応の保管スペースがあるか。		
3.28		敏感な機器を振動、電気的妨害、湿度等から保護するため、分離した部屋が設計されているか。		
3.29		特殊な物質（生物学的又は放射性の検体等）を取り扱う試験室には、特別な要件を満たすように設計されているか。		
		付随区域	ー	ー
3.30		休憩室は、他の区域と分離する構造となっているか。		
3.31		更衣設備並びに手洗い及びトイレ設備は、以下の条件を満足するように設計されているか。	ー	ー
		・容易にアクセスできる場所に設置している。		
		・使用者数に応じた適切な数がある。		
		・トイレは、製造又は保管区域と直接通じていないこと。		
3.32		以下のことを配慮した設計となっているか。	ー	ー
		①保守管理の作業場は、製造区域から可能な限り離れていること。		
		②部品及び工具を製造区域で保管する場合は、それらをその用途専用の部屋又はロッカー内に保管すること。		
3.33		①動物舎は、別の入口（動物へのアクセス）及び空気処理設備を備えた構造となっているか。		
		②他の区域から十分に分離されているか。		
		設備	ー	ー
3.34		製造設備は、その所期の目的に適するよう設計し、配置し、保守管理するように設計されているか。		
3.35		補修及び保守管理の作業は、製品品質に危害をもたらしてはならないと手順書に規定しているか。		
3.36		①製造設備は、容易にかつ完全に清掃できるよう設計されているか。		
		②製造設備は、詳細な手順書に従って洗浄し、清浄で乾いた状態でのみ保管することと規定されているか。		
3.37		洗浄設備及び清掃設備は、それらの設備が汚染源とならないよう選定し、使用しているか。		
3.38		設備は、過誤又は、汚染を防止するように設置しているか。		
3.39		製造設備は、製品に危害をもたらしてはならない。製品と接触することとなる製造設備の部品は、製品の品質に影響し、危険を生じる程に反応性、付加性又は吸着性があってはならないことを保証しているか。		
3.40		天秤及び測定の設備が適切な範囲及び精度であり、製造及び管理の作業のため利用可能であることを保証しているか。		

【評価】　A：適合　B：概ね適合　C：要改善　D：不適合

第3章	建物及び設備		評価	コメント
	設備		―	―
3.41		測定、秤量、記録及び管理の設備は、適切な方法によって規定された間隔で校正し、チェックし、その結果を記録して保存することを手順書化しているか。		
3.42		固定配管には、表面の見やすい箇所に内容物及び流れの方向を示すため、明確に表示をしているか。		
3.43		蒸留水、脱イオン水、その他の水等の製造用水（製薬用水）の配管は、微生物汚染に係る行動制限及び講じるべき措置を詳述する手順書に従って、消毒しているか。		
3.44		欠陥のある設備は、製造区域及び品質管理区域から撤去するか、又は少なくとも欠陥のあることを明確に表示するように手順書で定めているか。		
第4章	文書化		―	―
	原則		―	―
		文書化を適正に行うことは、品質保証システムの不可欠な要素を構成しており、GMP要求事項に適合するための要である。様々な形態の文書及び媒体を、製造業者の品質マネジメントシステム内で完全に規定すること。文書は、種々の形態（紙ベース、電子媒体、写真媒体を含む）で存在する。文書化システムを活用する主な目的は、医薬品の品質の全ての面に直接又は間接的に影響を与える全ての活動を確立し、管理し、モニターし、記録することである。要求事項が適用されていることを実証することができるよう、品質マネジメントシステムは、様々な作業過程及び所見の評価についての十分な記録を行うことに加え、要求事項について共通の理解をさせるに十分な指図の詳細を含むこと。	―	
		GMP適合性を管理し、記録するのに用いる文書には、2つの基本的な種類がある：指図書（指示事項、要求事項）及び記録書／報告書である。適切な文書管理を、文書の種類に対応して適用すること。文書の正確性、完全性、利便性及び読み易さを保証するよう、適切な管理を実施すること。指図書は、誤りがなく、書面で利用可能であること。「書面（written）」という用語は、データが人の読める形式にすることができる媒体上に文書化され、又は記録されていることを意味する。	―	―
		要求されるGMP文書(種類別) 製造所におけるGMPに関する文書として、以下の文書が制定されているか。		
		サイトマスターファイル:製造所のGMPに関連する活動を記載した文書。（本書の第1章に解説あり）	―	―
		指図書（指示事項又は要求事項）の形態:製造及び品質管理業務の指図事項や要求事項が記載されている。	―	―
		規格書:製造に使用された又は得られた原材料若しくは製品が適合しなければならない要求事項の詳細を記載したもの。品質評価の根拠となる。	―	―

【評価】　A：適合　B：概ね適合　C：要改善　D：不適合

第4章	文書化		評価	コメント
	原則		―	―
		製造処方、加工、包装、試験の指図書：全ての出発原料、装置及びコンピュータ化システムの詳細を示し、全ての加工、包装、検体採取、試験の指図を規定したもの。採用された工程内管理及びPATは場合により、判定基準とともに明記する。	―	―
		手順書：特定の作業を実施するための指示事項を示したもの。（標準業務手順書、SOPとしても知られている）	―	―
		実施計画書：特定の注意を要する作業を実施し、記録するための指図を示したもの。	―	―
		技術契約書：外部委託作業のため委託者と受託者の間で合意したもの。	―	―
	記録書/報告書		―	―
		記録書：指図書への適合性を実証するために講じられた様々な措置（例えば、作業、発生した事象、原因究明、製造バッチの場合は、配送を含めた製品のバッチごとの履歴）の証拠を提供するもの。記録書を作成するため用いられた生データを含む。電子的な記録書に関しては、管理された利用者がどのデータを生データとして用いるかについて規定すること。少なくとも、品質判定の基となる全てのデータは、生データとして規定すること	―	―
		試験成績書：規定された規格への適合性評価とともに、製品又は原材料の検体の試験結果概要 注2 を提供するもの。 注2 試験成績書に代えて、バッチ関連のPATから得たリアルタイムデータ（概要と逸脱報告）についての評価、販売承認書に記載のパラメータ又は測定項目についての評価を（全面的又は部分的に）行って規格適合性を認証してもよい。	―	―
		報告書：特定の作業やプロジェクト又は原因究明を実施したことを、結果、結論及び勧告とともに、文書化したもの。	―	―
	文書の作成及び管理		―	―
4.1		①全ての種類の文書を規定し遵守すると共に要求事項は、全ての形態の文書の媒体形式に同様に適用することを手順書に規定しているか。		
		②複雑なシステムは、理解できるようにし、適切に文書化し、バリデートする必要があり、かつ適切な管理が整うように規定しているか。		
		③多くの文書（指図書・記録書）は、ある部分は電子的、他の部分は紙ベースといった、複合形態で存在する。原本、正式な副本、データの取扱い及び記録書の結びつき及び管理方法は、複合的システム及び同質的システムの両方について手順書に定めているか。		
		④電子文書（テンプレート、書式及び原本等）について、管理を適切に実施するように手順書に規定しているか。又、保管すべき全期間にわたって記録の完全性を保証するように適切な管理が整うように定めているか。		
4.2		①文書は注意して、設計し、作成し、照査し、配布することを該当する手順書に定めているか。		
		②文書は適宜、製品仕様書、製造許可・販売承認書の関連部分に合致していることを保証しているか。		
		③原本から作業文書を複製するに当たって、複製過程で誤りを誘発させない手順となっていることを文書化しているか。		

【評価】　A：適合　B：概ね適合　C：要改善　D：不適合

第4章	文書化		評価	コメント
	文書の作成及び管理		—	—
4.3		①指図を含む文書は、適切な責任者（オーソライズドパーソン）が承認し、署名し、日付を入れることを手順書に定めているか。		
		②文書は明確な内容で、特定して識別可能であること。又、発効日を記載するよう手順書に定めているか。		
4.4		①指図含む文書は、整頓して配置し、チェックし易くすることを文書に規定しているか。		
		②文書のスタイル及び用語は、使用目的に合わせることを手順書に定めているか。		
		③標準操作手順書及び作業指図書は、必然的かつ命令的なスタイルで書くを該当する手順書に規定しているか。		
4.5		①品質マネジメントシステム内の文書は、定期的に照査し、最新の状態にしているか。		
		②文書を改訂したときは、旧版の不用意な使用を防止するためのシステムで運用しているか。		
4.6		①「文書を手書きしてはならない」とする規定を定めているか。		
		②データの記入が必要な文書にあっては、鮮明に読み取れるよう、記入のため十分なスペースを設けているか。		
	文書管理		—	—
4.7		手書き記入は、明確で読み易く消去できない方法で行うことなどが手順書に規定されているか。		
4.8		各作業を行った都度に、医薬品の製造に係る全ての重要な活動が追跡可能な方法で記録書を作成又は完成することと規定してあるか。		
4.9		文書記載に変更を加えるに当たっては、署名し、日付を入れること。及び、当該変更は、元情報の読取りが可能であること。並びに（適切な場合）変更の理由を記録することということを手順書に規定しているか。		
	文書の保存		—	—
4.10		①各製造活動にどの記録が関連するか、当該記録がどこに置かれているか、を明確に規定した文書はあるか。		
		②保存期間を通じて記録の完全性を保証するため、確実な管理が整っていなければならず、（適切な場合）バリデートしなければならないがこれを文書化しているか。		
4.11		①バッチの文書に適用される特別な要求事項として、当該バッチの有効期限後1年間又はオーソライズドパーソンによるバッチの出荷可否判定後、少なくとも5年間のいずれか長い期間、保存しなければならないと定めた手順書はあるか。		
		②治験薬に係るバッチの文書は、当該バッチが使用された最終の治験の終了又は中止の後少なくとも5年間保存しなければならないがこのことを手順書に定めているか。		
		③文書の保存に関する他の要求事項として、特定の種類の製品（例えばAdvanced Therapy Medicinal Products）に関連して法令で規定される場合があり、ある文書に更に長い保存期間を適用する旨が規定される場合があるがこれについても手順書に規定しているか。		

【評価】　A：適合　B：概ね適合　C：要改善　D：不適合

第4章	文書化		評価	コメント
	文書の保存		—	—
4.12	その他の種類の文書に係る保存期間は、当該文書が裏付ける事業活動次第である。以下の内容を手順書に規定しているか。		—	—
		①販売承認書中の情報を裏付ける（例えば、バリデーション又は安定性に関連する）生データを含む重要な文書は、当該承認が有効な間は保存すること。		
		②ある文書（例えば、バリデーション報告書又は安定性試験報告書を裏付けている生データ）について、そのデータが新しいデータセットに更新された場合に、保存対象から外すことも許容され得る。斯かる正当な理由を文書化するとともに、バッチの文書の保存に関する要求事項を考慮に入れること。例えば、プロセスバリデーションのデータの場合、当該バリデーション実施に基づいて出荷判定が裏付けられている全バッチの記録書と少なくとも同じ期間、付随する生データを保存すること。		
		③要求される文書の例を、次のセクションに掲げる。品質マネジメントシステムでは、製品品質及び患者の安全性を保証するため要求される全ての文書を記述すること。		
	規格書		—	—
4.13	出発原料、包装材料及び最終製品について、適切に承認され、日付の入った、規格書があるか。			
	出発原料及び包装材料の規格書		—	—
4.14	出発原料、一次包装材料又は印刷された包装材料の規格書は、以下の事項を含んでいるか。又は（該当する場合）参照先を示すことを文書化しているか。		—	—
		a)その原材料についての記載（以下の事項を含む） －指定された名称及び社内参照コード		
		－（もしあれば）薬局方医薬品各条の参照先		
		－承認された供給業者（場合によりその原材料の製造元）		
		－印刷された材料の実物見本		
		b)検体採取及び試験のための指示事項		
		c)定性的及び定量的な要求事項（許容限界を含む）		
		d)保管条件及び保管上の注意事項		
		e)再試験前の最大保管期間		
	中間製品及びバルク製品の規格書		—	—
4.15	重要ステップについて、又は中間製品及びバルク製品を購買し若しくは受け取るに際して、中間製品及びバルク製品の規格書が利用可能であること。当該規格書は適宜、出発原料又は最終製品の規格書に準じたものであることを保証しているか。			
	最終製品の規格書		—	—
4.16	最終製品の規格書は、以下の事項を含む又は参照先を示すことを規定しているか。		—	—
		a)製品の指定された名称及び（該当する場合）参照コード		
		b)処方		
		c)剤形及び包装の詳細についての記載		
		d)検体採取及び試験のための指示事項		

【評価】　A：適合　B：概ね適合　C：要改善　D：不適合

第4章	文書化		評価	コメント
		最終製品の規格書	—	—
4.16		e)定性的及び定量的な要求事項（許容限界を含む）		
		f)保管条件及び（該当する場合）特別な取扱い上の注意事項		
		g)有効期間		
		製造処方及び工程図	—	—
4.17		①承認され、文書化された製造処方及び工程指図書を製品ごと及びバッチサイズごとに作成することを手順書に規定しているか。		
		②製造処方は、以下の事項を含んでいることを手順書に定めているか。	—	—
		a) 製品の名称、その規格書に関連付ける製品参照コード		
		b) 剤形、製品の含量及びバッチサイズについての記載		
		c) 用いる全ての出発原料及び各仕込み量のリスト（加工の過程で消失する物質についても言及すること）		
		d) 予想最終収量のついての記載（許容限度値を含む）、及び（該当する場合）関連する中間収量についての記載		
4.18		工程指図書は、以下の事項を含むように規定しているか。	—	—
		a) その工程を行う場所及び用いる主な装置についての記載		
		b) 重要な装置の準備作業（例えば、清掃、組立て、校正、滅菌）の方法、又は当該方法の参照先		
		c) 装置及び作業台に以前の製品、行おうとする工程に不要な文書又は原材料がないこと、並びに装置が清掃され使用に適していることのチェック		
		d) 詳細な段階的な工程指図（例えば、原材料のチェック、前処理、原材料の添加順序、重要な工程パラメータ（時間、温度等））		
		e)工程内管理（限度値を含む）の指図		
		f) （必要な場合）製品のバルク保管の要求事項（容器、表示及び（該当する場合）特殊な保管条件を含む）		
		g) 監視すべき特別な注意事項		
		包装指図書	—	—
4.19		①製品、包装の容量及び種別ごとに承認された包装指図書があることを規定した文書を作成しているか。		
		②包装指図書は、以下の事項を含む又は参照先を示すように文書化されているか。	—	—
		a) 製品の名称（バルク及び最終製品のバッチ番号を含む）		
		b) 剤形、及び（該当する場合）含量についての記載		
		c) 最終容器中の製品の数量、重量又は容量で表した包装サイズ		
		d) 必要とされる全ての包装材料の完全なリスト（数量、サイズ、種別及び各包装材料の規格書に関連付けるコード又は参照番号を含む）		
		e) （適切な場合）関連する印刷された包装材料の実例又は複製品、並びにバッチ番号の参照及び製品の有効期間をどこに表示するかの実物見本		
		f) 装置及び作業台に以前の製品、行おうとする包装作業に不要な文書又は原材料がないこと（ラインクリアランス）、並びに装置が清掃され使用に適していることのチェック		

【評価】　A：適合　B：概ね適合　C：要改善　D：不適合

第4章	文書化		評価	コメント
	包装指図書		—	—
4.19	g) 監視すべき特別な注意事項（作業を開始する前のラインクリアランスを確かめるための、区域及び装置の入念な点検を含む）			
	h) 包装作業（重要な補助作業及び用いる装置を含む）についての記載			
	i) 工程内管理の詳細（検体採取の指図及び許容限界を含む）			
	バッチ工程記録書		—	—
4.20	①バッチ工程記録書は、製造されたバッチごとに保存するように規定しているか。			
	②現行承認されている製造処方及び工程指図書の関連部分に基づくとともに、以下の情報を含んでいるか。		—	—
	a)製品の名称及びバッチ番号			
	b)製造の始まり、重要な中間段階及び製造の終わりの日付及び時刻			
	c)工程中の各重要ステップを実施した作業者の識別（イニシャル）及び（適切な場合）斯かる作業をチェックした者の名前			
	d)バッチ番号・試験管理番号及び各出発原料の実際に計測された重量（バッチ番号、及び回収[出荷した製品の回収（recal l）ではなく、製造過程にある加工物から目的物質を取り出すこと指す。]又は再加工して加えられた原材料を含む）			
	e)関連する工程作業又は結果及び使用した主な装置			
	f)工程内管理及びそれを実施した作業者のイニシャルの記録、並びに得られた結果			
	g)製造の異なる適切な段階における製品収量			
	h)特別な問題点に関する記載（製剤処方及び工程指図書から何らか逸脱した場合の詳細説明及び署名入り承認を含む）			
	i)工程作業の責任者による承認 注：バリデートされた工程を継続的にモニターし、管理している場合において自動的に作成された報告書は、適合概要書及び逸脱／規格外（OOS）データ報告書に限って使用してよい。			
	バッチ包装記録書		—	—
4.21	①バッチ包装記録書は、バッチごと又は包装されたサブバッチごとに保存することを手順書に定めているか。			
	②包装指図書の関連部分に基づいているか。			
	③バッチ包装記録書は、以下の情報を含んでいるか。		—	—
	a)製品の名称及びバッチ番号			
	b)包装作業の日付及び時刻			
	c)工程の重要ステップを実施した作業者の識別（イニシャル）及び（適切な場合）斯かる作業をチェックした者の名前			
	d)包装指図書との同一性及び適合性のチェックの記録（工程内管理の結果を含む）			
	e)実施した包装作業の詳細（用いた装置及び包装ラインの参照情報を含む）			

【評価】　A：適合　B：概ね適合　C：要改善　D：不適合

第4章		文書化	評価	コメント
		バッチ包装記録書	—	—
4.21		f) (可能であれば) 使用した印刷された包装材料のサンプル (バッチ記号、有効期限及び追加的な刷り込み印刷の実物見本を含む)		
		g)特別な問題又は異常な事象に関する記載 (包装指図書からの逸脱があれば、その詳細説明、署名入り承認を含む)		
		h) (適切な出納確認を行うため) 全ての印刷された包装材料及びバルク製品について、出庫し、使用し、廃棄し又は在庫に戻した数量及び参照番号又は識別記号、並びに得られた製品の数量 (包装作業中に強固な電子管理が整っている場合は、この情報が含まれていなくても正当化され得る)		
		i) 包装作業の責任者による承認		
		手順書及び記録書	—	—
		受入	—	—
4.22		各出発原料 (バルク、中間品、最終品を含む)、一次包装材料、二次包装材料及び印刷された包装材料について、配送毎の受入の手順書及び記録書を規定した手順書はあるか。		
4.23		受入の記録書は、以下の事項を含むことを規定した手順書はあるか。	—	—
		a) 配送伝票及び容器に記載されている原材料の名称		
		b) (a と異なる場合) 原材料の「社内」名称・記号		
		c) 受入日		
		d) 供給業者の名称及び製造業者の名称		
		e) 製造業者のバッチ番号又は参照番号		
		f) 受入れた容器の総量及び総数		
		g) 受入後に割当てたバッチ番号		
		h) 関連するコメント		
4.24		適宜、出発原料、包装材料及び他の原材料の社内表示、区分保管並びに貯蔵のための手順書を作成しているか。		
		検体採取	—	—
4.25		検体採取の手順書 (用いる方法及び設備、採取する量、並びに原材料の汚染又は品質の悪化を避けるための注意事項を含む) はあるか。		
		試験	—	—
4.26		①製造の異なる段階において原材料及び製品を試験するため用いる方法及び装置を記載した手順書があるか。		
		②実施した試験を記録することを定めた手順書はあるか。		
		その他	—	—
4.27		以下に示す項目を規定した手順書はあるか。	—	—
		①合格・不合格判定の手順書が、原材料及び製品について利用可能であることを示す手順書。		
		②特に、オーソライズドパーソンによる最終製品の市場への出荷可否判定に利用可能であることを示す手順書。		

【評価】　A：適合　B：概ね適合　C：要改善　D：不適合

第4章	文書化		評価	コメント
	その他		ー	ー
4.27	③全ての記録書は、オーソライズドパーソンが利用可能であることを示す手順書。			
	④特別な所見及び重要データの修正を分かるようにするシステムが整っていることを示す手順書。			
4.28	（必要であれば）バッチの回収を円滑にするため、製品の各バッチの配送について記録書を保存しておくことを定めた手順書はあるか。			
4.29	（適切な場合）以下の例について、文書化された方針、手順書や実施計画書、報告書、講じられた措置に関連する記録書、又は結論書があること定めた手順書はあるか。		ー	ー
		－ 工程、装置及びシステムのバリデーション並びに適格性評価		
		－ 装置の組立て及び校正		
		－ 技術移転		
		－ 保守管理、清掃及び衛生		
		－ 人事（署名リスト、GMP及び技術的事項の教育訓練、更衣及び衛生、並びに教育訓練の効果の検証を含む）		
		－ 環境モニタリング		
		－ 苦情		
		－ 回収		
		－ 返品		
		－ 変更管理		
		－ 逸脱及び不適合の原因究明		
		－ 内部品質監査／GMP遵守の自己点検		
		－ （適切な場合）記録書の概要（例えば、製品品質照査）		
		－ 供給業者の監査		
4.30	製造装置及び試験装置の主要な項目について、作業手順書が利用可能なことを示す手順書はあるか。			
4.31	①主要な又は重要な分析試験、製造装置、及び製品が加工されている区域について、作業記録簿を付けることを規定した手順書はあるか。			
	②作業記録簿は適宜、当該区域の使用、装置／方法、校正、保守管理、清掃又は補修作業（日付及び当該作業を行った者の識別を含む）を、時系列に記録するため使用することと定めた手順書はあるか。			
4.32	品質マネジメントシステム内の文書目録を保管するように定めた手順書はあるか。			
第5章	製造		ー	ー
	原則		ー	ー
	製造作業は、明確に規定された手順書に従って行わなければならない。製造作業は、必要な品質の製品を製造するためGMPの原則を遵守し、関連する製造許可及び販売承認に合致しなければならない。		ー	ー
	全般事項		ー	ー
5.1	製造は、適任者が実施し、監督することとした手順書は作成されているか。			

【評価】　A：適合　B：概ね適合　C：要改善　D：不適合

第5章	製造		評価	コメント
	全般事項		—	—
5.2	全ての原材料及び製品の取扱い（受入及び区分保管、検体採取、貯蔵、表示、払出し、加工、包装並びに配送等）は、手順書又は指図書に従って行い、（必要な場合）記録することと規定した手順書はあるか。			
5.3	①全ての入荷原材料をチェックし、配送された荷物が発注どおりであることを確認することを定めた手順書はあるか。			
	②容器は（必要な場合）清掃し、所定のデータを表示するように定めているか。			
5.4	容器の損傷のほか、原材料の品質に悪影響を及ぼす可能性のある問題があれば、原因究明し、記録するとともに、品質管理部門に報告することを義務づけた手順書はあるか。			
5.5	入荷原材料及び最終製品は、受入又は工程の直後から、出庫又は出荷可否判定するまで、物理的に又は管理上、区分保管することを定めた手順書はあるか。			
5.6	中間製品及びバルク製品として購入した製品は、受入の際に出発原料として取り扱うことを定めた手順書はあるか。			
5.7	全ての原材料及び製品は、製造業者によって確立された適切な条件下で、バッチの隔離及び在庫のローテーションが可能となるよう整然と保管することを定めた手順書はあるか。			
5.8	許容限度値を外れる差違がないことを保証するため、収率のチェック及び数量の照合を必要に応じて実施することを定めた手順書はあるか。			
5.9	異なる製品についての作業は、混同又は交叉汚染のリスクが皆無である場合を除き、同じ作業室で同時に又は連続して行ってはならないことを定めた手順書はあるか。			
5.10	工程の各段階において、製品及び原材料を微生物及び他の汚染から保護することを手順書に規定しているか。			
5.11	これは特に、高活性又は感作性の物質の取扱いに当てはまるが、乾いた状態の原材料及び製品を作業する際は、じん埃の発生及び拡散を防止するため特別な予防措置を講じることを定めた手順書はあるか。			
5.12	工程では常時、全ての原材料、バルク容器、用いる主要な装置及び（適切な場合）作業室について、加工されている製品又は原材料、その力価（該当する場合）及びバッチ番号を表示する又は他の方法で特定すること、及び（該当する場合）この表示には、製造の段階も掲げることを手順書に規定しているか。			
5.13	①容器、装置又は建物に適用する表示は、明瞭かつ明解であり、企業が合意した書式であることを手順書に規定しているか。			
	②当該表示上の文言に加えて、状態（例えば、区分保管中、合格・不合格、洗浄済み、・・・）色分けして示すことは、多くの場合有用であることを手順書で推奨しているか。			
5.14	製品をある区域から別の区域へ搬送するため用いる配管及び他の装置類が正しい方法で接続されていることを保証するため、チェックするように定めた手順書はあるか。			

【評価】　A：適合　B：概ね適合　C：要改善　D：不適合

第5章	製造		評価	コメント
	全般事項		—	—
5.15	指図書又は手順書からの逸脱は、可能な限り避けること。しかし、逸脱が発生した場合は適宜、品質管理部門が参加し、権限を有する者が書面で承認することを手順書に規定しているか。			
5.16	製造建物への立入は、許可された者に限定することと定めた手順書はあるか。			
5.17	通常、医薬品製造のための区域内において、及び医薬品製造のための装置を用いて、非医薬品を製造することは避けることを手順書に規定しているか。			
	製造における交叉汚染の防止		—	—
5.18	以下の内容を規定した手順書はあるか。 他の原材料又は製品による、出発原料又は製品の汚染を回避しなければならない。偶発的な交叉汚染のリスクは、工程中の原材料又は製品から、装置上の残留物から、及び作業員の着衣からのじん埃、ガス、蒸気、スプレー又は微生物の制御されない放出によって生じる。このリスクの重大性は、汚染物質及び汚染される製品の種類により異なる。最も有害な汚染物質は、高感作性の物質、生菌を含有する生物学製剤、ある種のホルモン、細胞毒、及び他の高活性物質である。 汚染が最も重大と考えられる製品は、注射剤、高用量・長期間に投与される製品である。			
5.19	例えば以下のような適切な技術的又は組織上の手段によって、交叉汚染を防止することが該当するが手順書にはこれらを含んでいるか。		—	—
		a) 隔離された区域（ペニシリン類、生ワクチン、生菌製剤及びある種の他の生物学製剤等の製品に求められる）内で製造する、又はキャンペーン生産（時期を分けること）とそれに続いて適切な洗浄を行う。		
		b) 適切なエアロック及び排気設備を備える。		
		c) 未処理若しくは処理が不十分な空気の循環又は再流入により引き起こされる汚染リスクを最小化する。		
		d) 交叉汚染の特別なリスクを伴う製品を加工する区域内で保護衣を着用する。		
		e) 洗浄及び脱汚染の手順は、有効性が既知のものを採用する（有効でない装置洗浄が交叉汚染の一般的な原因であるため）。		
		f) 製造に"閉鎖システム"を用いる。		
		g) 残留物を試験するとともに、装置に洗浄状態を表示する。		
5.20	交叉汚染を防止する手段及びその有効性を、所定の手順書に従って定期的にチェックしているか。			
	バリデーション		—	—
5.21	①バリデーションは、GMPを強化するものであり、規定された手順書に従って実施することを手順書に規定しているか。			
	②結果及び結論を記録することを手順書に定めているか。			
5.22	①新規の製造処方又は調製方法を採用する際は、それが日常の工程に適することを実証する段階を踏む必要があるがそれを定めた手順書はあるか。			

【評価】　A：適合　B：概ね適合　C：要改善　D：不適合

第5章	製造		評価	コメント
		バリデーション	—	—
5.22		②特定の原材料及び装置を用いる規定された工程については、要求される品質の製品が恒常的に得られることを示すことを定めた手順書はあるか。		
5.23		製品品質・工程の再現性に影響を及ぼす可能性がある製造工程への重大な変更（装置又は原材料の変更を含む）は、バリデートすることを規定した手順書はあるか。		
5.24		工程及び手順が所期の結果を達成できることを保証するため、定期的にクリティカルな（欠陥があれば発見できるような）再バリデーションを行うことを定めた手順書はあるか。		
		出発原料	—	—
5.25		出発原料の購入は重要な業務であり、その供給業者について特定かつ徹底的な知識を有するスタッフが関与することを定めた手順書はあるか。		
5.26		①出発原料は、関連する規格書に記名されている承認された供給業者からのみ購入し、（可能であれば）生産者から直接購入することを定めた手順書はあるか。		
		②製造業者が確立した出発原料の規格について、供給業者と議論することが推奨される。又、当該出発原料の生産及び管理の全ての側面（取扱い、表示及び包装の要求事項、並びに苦情処理及び不合格判定の手順を含む）について、製造業者と供給業者が論議することは有益であるがこれらを記載した手順書はあるか。		
5.27		梱包及び封かんの完全性、並びに納品書と供給業者表示との一致について、配送ごとに容器をチェックすることを定めた手順書はあるか。		
5.28		1回の原料配送が異なるバッチで構成されている場合は、各バッチは検体採取、試験及び出荷可否判定について別個のものと見なすことを定めた手順書はあるか。		
5.29		保管区域にある出発原料を、適切に表示すること（第5章13項参照）。表示は、少なくとも以下の情報を含むことを定めた手順書はあるか。	—	—
		➢ 製品の指定された名称及び（該当する場合）社内の参照コード		
		➢ 受入時に付与されたバッチ番号		
		➢ 適切な場合）内容物の状態（例えば、区分保管中、試験中、合格・不合格）		
		➢ （適切な場合）有効期限又はそれを越えるとリテストが必要となる日付		
		完全にコンピュータ化された保管システムを用いる場合は、上記の全ての情報が必ずしもラベル上に読み取れる形態でなくてもよいと規定してあるか。		
5.30		①出発原料の各容器の内容物の同一性を確かめる適切な手順又は手段があることを定めた手順書はあるか。		
		②検体が採取されたバルク容器は、特定されること（第6章13項参照）を定めた手順書はあるか。		

【評価】　A：適合　B：概ね適合　C：要改善　D：不適合

第5章	製造		評価	コメント
		出発原料	—	—
5.31	品質管理部門によって合格判定された、有効期間内の出発原料のみを使用することと定めた手順書はあるか。			
5.32	正しい原料が清潔かつ適切な表示の容器に正確に秤量又は計量されることを保証するため、出発原料は、手順書に従って、指定された者のみが払い出すことを定めた手順書はあるか。			
5.33	払い出された各原料及びその重量又は容量は別個にチェックし、そのチェック結果を記録することを定めた手順書はあるか。			
5.34	払い出された原料は、バッチごとにまとめて保管し、その旨が目立つよう表示することを定めた手順書はあるか。			
	工程作業—中間製品及びバルク製品		—	—
5.35	工程作業を開始する前に、当該作業区域及び装置が清浄であり、現行作業に不要な出発原料、製品、製品の残留物又は文書がないことを保証する段階を踏むことを規定した手順書はあるか。			
5.36	中間製品及びバルク製品を、適切な条件下で保管することを定めた手順書はあるか。			
5.37	重要工程は、バリデートすること。(本章の"バリデーション"参照)を定めた手順書はあるか。			
5.38	必要な工程内管理及び環境管理を実施し、記録することを定めた手順書はあるか。			
5.39	期待収率からの著しい逸脱を記録し、原因究明することを定めた手順書はあるか。			
	包装材料		—	—
5.40	一次包装材料及び印刷された包装材料の購入、取扱い及び管理には、出発原料に対するものと同様に相応の注意を払うことを定めた手順書はあるか。			
5.41	以下の事項を当該手順書に定めているか。		—	—
	①印刷された材料に対して、特別の注意を払うこと。			
	②印刷された材料は、無許可立入を排除するよう適切に安全な状態で保管すること。			
	③カットラベル及び他の離散しやすい印刷された材料は、混同を回避するよう別々の閉じた容器中で保管及び搬送すること。			
	④包装材料の払出しは、承認された手順書に従って、認定された人員のみが行うこと			
5.42	印刷された材料又は一次包装材料について、配送ごと又はバッチごとに、明確な参照番号又は識別記号を付すことを定めた手順書はあるか。			
5.43	以下の事項を定めた手順書はあるか。			
	①失効した若しくは旧版となった一次包装材料又は印刷された包装材料は破壊すること。			
	②この処分を記録すること。			
	包装作業		—	—
5.44	以下の事項を当該手順書に定めているか。		—	—
	①包装作業のプログラムを設定する場合は、交叉汚染、混同又は取違いのリスクを最小化するため特別の注意を払うこと。			

【評価】　A：適合　B：概ね適合　C：要改善　D：不適合

第5章	製造		評価	コメント
	包装作業		―	―
5.44	②物理的に隔離されていない限り、異なる製品を近接して包装してはならない。			
5.45	以下の事項を当該手順書に定めているか。		―	―
	①包装作業を始める前に、作業区域、包装ライン、印字機及び他の装置が清浄であること、並びに（現行作業に不要であれば）以前使用された製品、原材料又は文書がないことを保証する段階を踏むこと。			
	②ラインクリアランスを、適切なチェックリストに従って実施すること。			
5.46	取り扱われる製品の名称及びバッチ番号を、各包装作業場所又は包装ラインに掲示することを定めた手順書はあるか。			
5.47	使用される全ての製品及び包装材料を包装部門に搬送する際に、数量、同一性及び包装指図書との一致をチェックすることを定めた手順書はあるか。			
5.48	充てん用の容器は、充てん前に清浄であること。ガラス片、金属粒子等の汚染物質を回避し、除去する注意を払うことと定めた手順書はあるか。			
5.49	以下の事項を当該手順書に定めているか。		―	―
	①通常、充てん及び封かんに続いて、表示を可能な限り速やかに行うこと。			
	②そうでない場合は、混同又は誤った表示が起こり得ないことを保証する適切な手順を適用すること。			
5.50	以下の事項を当該手順書に定めているか。		―	―
	①別個に又は包装の一環で行われる印字作業（例えば、コードナンバー、有効期限）が正しく実施されていることをチェックし、記録すること。			
	②手作業による印字には注意を払い、一定の間隔で再チェックすること。			
5.51	①カットラベルを使用する場合及び（バッチ番号、有効期限等の）刷り込み印刷がオフラインで行われる場合は、特別な注意を払うことを定めた手順書はあるか。			
	②ロール給紙ラベルは通常、混同の回避に役立ち、カットラベルより好ましいということを記載した手順書はあるか。			
5.52	電子的コードリーダー、ラベルカウンター又は同様なデバイスは、正しく作動していることを保証するため、チェックすることを定めた手順書はあるか。			
5.53	包装材料上に印刷され又は浮彫りされた情報は、明瞭であり、かつ褪色又は消去しにくいものであることを定めた手順書はあるか。			
5.54	包装過程における製品のオンライン管理は、少なくとも以下をチェックすることを文書化しているか。		―	―
	a)包装の全体的な外観			
	b)包装が完全であるか			
	c)正しい製品及び包装材料を用いているか			
	d)刷り込み印刷が正しいか			
	e)ラインモニターの適正な機能 包装ラインから採取した検体は、戻してはならない。			

【評価】　A：適合　B：概ね適合　C：要改善　D：不適合

第5章	製造		評価	コメント
	包装作業		—	—
5.55	以下の事項を当該手順書に定めているか。		—	—
	①異常な事象に関わった製品を工程に戻すのは、特別な点検、原因究明及び認定された人員による承認がなされた後に限ること。			
	②この作業について、詳細な記録書を保管すること。			
5.56	バルク製品及び印刷された包装材料の数量と製造されたユニット数との照合で著しい又は異常な齟齬が見られれば、原因究明し、出荷可否判定前に十分に説明がなされることを定めた手順書はあるか。			
5.57	以下の事項を当該手順書に定めているか。		—	—
	①包装作業が完了次第、バッチコードが印字された包装材料で使用しなかったものは全て破壊し、破壊の記録を行うこと。			
	②コード印字のない印刷された材料を在庫に戻す場合は、手順書に従うこと。			
	最終製品		—	—
5.58	最終製品は、その最終的な出荷可否判定まで、製造業者が確立した条件下で区分保管するということを手順書に定めているか。			
5.59	最終製品の販売のための出荷可否判定前に必要とされる最終製品及び文書の評価は、第6章(品質管理)に記述されているが第6章(品質管理)の項目を文書化しているか。			
5.60	合格判定された最終製品は、使用可能な状態の在庫として製造業者が確立した条件下で保管することを手順書に定めているか。			
	不合格判定、再利用及び返品された原材料		—	—
5.61	以下の事項を当該手順書に定めているか。		—	—
	①不合格判定された原材料及び製品は、その旨明確にマークを付し、制限区域に分けて保管すること。			
	②それらは、供給業者に返品するか又は(適切な場合)再加工若しくは破壊するかのいずれかであること。			
	③いずれの措置が講じられる場合も、認定された人員が承認し、記録すること			
5.62	再加工手順書には以下の事項を文書化しているか。		—	—
	不合格判定された製品の再加工は、例外的なものであること。最終製品の品質に影響を及ぼさず、規格に適合するとともに、伴うリスクを評価した上で、規定され、認定された手順書に従って実施する場合にのみ認められること。			
5.63	以下の事項を手順書に規定しているか。		—	—
	以前のバッチの全部又は一部を所定の製造段階で同一製品のバッチに入れ込むことにより要求品質に適合するよう再利用する際は、事前に認定を受けること。			
	斯かる再利用(日本では、相当の妥当性が示されない限り、規格外バッチの混合は認められないので留意すること。以下同じ)は、伴うリスク(有効期限への影響の可能性を含む)を評価した上で、規定された手順書に従って実施すること。当該再利用を記録すること。			

【評価】 A:適合 B:概ね適合 C:要改善 D:不適合

	第5章	製造	評価	コメント
		不合格判定、再利用及び返品された原材料	—	—
5.64		品質管理部門は、再加工した（又は再利用製品を入れ込んだ）最終製品の追加試験の必要性を検討することを手順書に規定しているか。		
5.65		以下の事項を手順書に規定しているか。	—	—
		①製造業者の管理を離れてしまった市場からの返品製品は、間違いなく品質が満足できるものでなければ、破壊すること。		
		②手順書に従って品質管理部門が厳しく評価した後にのみ、返品製品の再販売、再表示又は以降のバッチへの再利用を考慮し得る。斯かる評価では、その製品の性質、必要とする特殊な保管条件、その状態及び履歴、並びに出荷されて以降の経過時間を全て考慮に入れること。		
		③活性成分を回収する基本的な化学的再加工は可能かもしれないが、製品の品質に対し疑問が生じる場合は、出荷又は再使用に適すると考えてはならない。講じられた措置は、適切に記録すること		
	第6章	品質管理	—	—
		品質管理は、検体採取、規格及び試験に関わるとともに、必要な関連する試験を実施し、原材料及び製品の品質が満足できるものであると判断するまでは当該原材料を用いるため出庫許可せず、当該製品を販売又は供給のため出荷許可しないことを保証する組織、文書化及び出荷可否判定手順に関わるものである。品質管理は、試験室作業に限らず、製品の品質に関わる可能性のある全ての決定に関与しなければならない。 品質管理が製造から独立していることは、品質管理の適切な業務に必須と考えられる。	—	—
		全般事項	—	—
6.1		①製造業者は、品質管理部門を有することを手順書にも GMP 組織図にも規定しているか。		
		②当該部門は、他の部門から独立しているか。		
		③当該部門は、適切な資格及び経験を有する者（配下に１つ以上の管理試験室を有していること）、例えば、品質管理責任者の権限の下にあることを保証しているか。		
		④全ての品質管理の取決めが効果的かつ信頼性をもって遂行されることを保証するため、十分なリソース（を確保されていますか）が利用可能な状態か。		
6.2		①品質管理部門は、以下に示す全ての品質管理手順を確立し必要な場合は、記録することを手順書化しているか。		
		②品質管理手順の全てを、バリデートし、その記録はあるか。		
		③原材料及び製品の参考品及び保存検体の管理を監督するよう手順書に定めているか。		
		④原材料及び製品の容器の適正な表示を保証することを手順書に定めているか。		
		⑤製品の安定性のモニタリングを確実に実施することを手順書に定めているか。		
		⑥製品の品質に関連する苦情の原因究明に参加すること等、又その他品質管理に必要な業務を行うことを手順書に定めているか。		

【評価】　A：適合　B：概ね適合　C：要改善　D：不適合

第6章	品質管理		評価	コメント
	全般事項		—	—
6.3	最終製品の評価は、製造条件、工程内試験の結果、製造（包装を含む）文書の照査、最終製品規格への適合及び最終包装品の検査を含め、全ての関連要素を包含することを手順書に定めているか。			
6.4	品質管理員は、検体採取及び原因究明のため適宜、製造区域に立入可能であることを手順書に定めているか。			
	品質管理試験室の適正管理		—	—
6.5	①品質管理区域は、第3章「建物及び設備」に示す品質管理試験室区域に関する一般的及び特定の要求事項を満たすように設計されているか。			
	②試験室の設備は、偶発的な交差汚染を避けるため、高リスク区域の間を日常的に移動させてはならないと手順書に定めているか。			
	③特に微生物試験室は、交差汚染のリスクを最小にするように設計されているか。			
6.6	①試験室の人員、建物及び設備は、製造作業の性質及び規模により生じる業務に照らして適切であることを保証するように品質システムで定めているか。			
	②第7章（外部委託作業）に詳述する原則に合致した外部の試験室の使用は、特定の理由があれば許容されるが、これを品質管理記録書に記載することを契約書及び又は手順書に定めているか。			
	文書化		—	—
6.7	試験室の作業に係る全ての手順等の文書化は、第4章に示す原則に従うがこの文書化の重要部分は品質管理に関するものであり、以下に示す詳細項目について、品質管理部門の職員全員が容易に利用出来るように定めているか。		—	—
		(i) 規格		
		(ii) 検体採取、試験、記録類（試験ワークシート・試験室ノートを含む）、記録作業及び検証に関する手順		
		(iii) 機器の校正／適格性確認及び設備の保守管理に関する手順及び記録		
		(iv) 規格外及び傾向から外れた試験結果の原因究明に関する手順		
		(v) 試験報告書・試験成績書		
		(vi) 必要な場合は、環境モニタリング（空気、水及びその他のユーティリティ）からのデータ		
		(vii) 該当する場合は、試験方法のバリデーション記録		
6.8	バッチレコードに係る品質管理の記録文書の保管に関して第4章に示す原則に従って作業するよう手順書に定めているか。			
6.9	①ある種のデータ（例えば、試験の結果、収率、環境管理）は、傾向分析しその評価ができるように記録することを手順書に定めているか。			
	②傾向から外れた又は規格外のデータがあればそこに焦点を当て、原因究明の対象とすることを手順書に定めているか。			

【評価】　A：適合　B：概ね適合　C：要改善　D：不適合

第6章		品質管理	評価	コメント
		文書化	—	—
6.10		バッチレコードの一部である情報に加えて、試験室ノート・記録類等の他の生データも保管し、容易に利用可能であることを手順書に定めているか。		
		検体採取	—	—
6.11		以下の事項を記載した、承認された手順書に従って、検体採取を行い、記録しているか。	—	—
		(i) 検体採取の方法		
		(ii) 用いる器具		
		(iii) 採取する検体量		
		(iv) 必要とされる検体の小分けに関する指図		
		(v) 用いる検体容器の種類及び状態		
		(vi) 検体を採取した容器の識別		
		(vii) 特に無菌又は有毒原材料の検体採取に関して、遵守すべき特別な注意事項		
		(viii) 保管条件		
		(ix) 検体採取機器の洗浄及び保管に関する指図		
6.12		①検体は、それを採取した原材料又は製品のバッチを代表するものであることを手順書等に保証しているか。		
		②工程で最も重点の置かれる部分（例えば、工程の始め又は終わり）をモニターするため、他の検体を採取してもよいが、用いる検体採取計画は、適切に妥当性を示し、リスクマネジメントのアプローチに基づき行うことを手順書に定めているか。		
6.13		①検体容器には、バッチ番号、検体採取日及び検体が採取された容器を示すとともに、内容物を示すラベルを貼付することを手順書に定めているか。		
		②混同のリスクを最小化し、好ましくない保管条件から当該検体を保護するよう管理することを手順書に定めているか。		
6.14		参考品・保存検体に関する更なるガイダンスはアネックス19に示す。	—	—
		試験	—	—
6.15		①試験方法をバリデートしているか。		
		②オリジナルバリデーションを実施していない試験方法を用いる試験室は、当該試験方法の適切性を検証したか。		
		③販売承認書又は技術的な承認申請書類に記載された全ての試験作業を、承認された方法に従って実施しているか。		
6.16		①得られた試験結果は、記録することと手順書に定めているか。		
		②重要品質特性と特定されたパラメータについての結果は、傾向を分析し、チェックを行って、互いに一貫していることを確認する手順になっているか。		
		③いかなる計算にも誤りがあり得るものとして検算することを手順書に定めているか。		

【評価】　A：適合　B：概ね適合　C：要改善　D：不適合

第6章	品質管理		評価	コメント
	試験		―	―
6.17	実施した試験は記録することを手順書に定めているか。その記録書には、少なくとも以下のデータを含むこと。		―	―
		(i) 原材料又は製品の名称及び該当する場合は、剤形。		
		(ii) バッチ番号及び適切な場合は、製造業者・供給業者		
		(iii) 関連する規格及び試験手順の参照先		
		(iv) 試験結果（観察事項及び計算を含む）、並びに何らかの分析証明書が関係する場合はその参照先		
		(v) 試験日		
		(vi) 試験実施者のイニシャル		
		(vii) 適切な場合は、試験及び計算について確認した者のイニシャル		
		(viii) 合格・不合格（又は他の状態の判定）についての明確な記載及び指定された責任者の日付入り署名		
		(ix) 使用した設備の参照先		
6.18	全ての工程内管理(製造区域内で製造部門の職員によって行われるものを含む)は、品質管理部門が承認した方法に従って実施し、結果を記録することを手順書に定めているか。			
6.19	①試験室の試薬、試液、ガラス器具、標準品及び培地の品質には、特別な注意を払うと共にそれらは手順書に従って調製・管理することを手順書に定めているか。			
	②管理レベルは、その用途及び利用可能な安定性データに相応したものであることを保証していますか。			
6.20	①標準品をその使用目的に適するように確立すること。標準品としての適格性確認及び品質認証を明確に記載することを文書化されているか。			
	②公的に認証された供給元からの公定書収載標準品が存在する場合は、十分な妥当性を示さない限り、斯かる公定書収載標準品を一次標準品として使用することが望ましい。ただし、一次標準品へのトレーサビリティを実証し、文書化するならば、二次標準品の使用は許容される。斯かる公定書収載品は、各国当局によって承認されない限り、該当するモノグラフに記載された用途に使用することを手順書に定めているか。			
6.21	①試験室の試薬、試液、標準品及び培地には、その調製日及び開封日並びに調製者の署名を表示すること手順書に定めているか。			
	②特定の保管条件とともに、試薬及び培地の有効期限をラベル上に示すことを手順書に定めているか。			
	③加えて、容量分析用の標準液については、直近の標定の実施日及び直近の標定で算出されたファクターを示すことを手順書に定めているか			
6.22	①必要な場合には試験作業に用いる物品（例えば、試薬、試液及び標準品）について、その受入日を容器上に表示することを手順書に定めているか。			
	②使用及び保管に関する指示書に従うことを手順書に定めているか。			
	③受入時又は使用前に、試薬物質の確認試験・他の試験を実施することが必要な場合もあることを手順書に記載しているか。			

【評価】　A：適合　B：概ね適合　C：要改善　D：不適合

第6章	品質管理	評価	コメント
	試験	—	—
6.23	培地は、科学的に妥当性を示さない限り、培地の製造業者の要求事項に従って調製し、使用する前に全ての培地の性能を検証することを手順書に定めているか。		
6.24	①微生物学的試験に使用した培地及び菌株は、標準的な手順書に従って除染し、交差汚染及び残さの残留を防止する方法で廃棄することを手順書に定めているか。		
	②微生物学的試験用の培地について開封・調製後の有効期間を設定し、文書化するとともに、科学的に妥当性を示すことを手順書に定めているか。		
6.25	①成分、原材料又は製品の試験に使用する動物は、適切な場合には使用前に区分保管され使用目的に適することを保証するよう維持し、管理することを手順書に定めているか。		
	②又、個体識別するとともに、その使用履歴を示す適切な記録書を保存することを手順書に定めているか。		
	安定性モニタリング （訳注：所定の保管条件下で対象とする製品の安定性を継続的にモニターし、その結果を記録し、保管する一連の試験プログラムを指す。）	—	—
6.26	販売された包装状態の製剤に関連する安定性の問題（例えば、不純物レベル又は溶出プロファイルにおける変化）があれば検出できる適切な継続的プログラムに従って、販売後に医薬品の安定性をモニターすることを手順書に定めているか。		
6.27	安定性モニタリングの目的は、有効期限にわたって製品をモニターすること、及び表示された保管条件下で製品が規格内に留まっており、また留まり続けることが期待できるかを判定することであるが、これらの内容を手順書に定めているか。		
6.28	①安定性モニタリングは、販売された包装状態の医薬品に主として適用されるが、バルク製品についても検討することを記載した手順書はあるか。		
	②例えば、そのバルク製品を包装する前、製造場所から包装場所へ移送する前に長期間保管する場合は、包装後の製品の安定性への影響を評価し、成り行き条件下で試験することを定めた手順書はあるか。		
	③加えて、長期間にわたって保存され、使用される中間製品についても検討することを手順書に定めているか。		
	④再溶解した製品（凍結乾燥製品等を用時溶解・調製したもの）の安定性試験が製品開発中に実施されていれば、継続的にモニターする必要はないが、場合により再溶解した製品の安定性もモニターすることを定めた手順書はあるか。		
6.29	①安定性モニタリングは、第4章の一般則に従って実施計画書中に記載し、結果は報告書として正式なものに仕上げているか。		
	②安定性モニタリングに用いる機器、とりわけ安定性チャンバーは、第3章の一般則及びアネックス15に従って、適格性確認及び保守管理を行っているか。		

【評価】　A：適合　B：概ね適合　C：要改善　D：不適合

第6章	品質管理		評価	コメント
	安定性モニタリング		―	―
6.30	安定性モニタリングの実施計画書は、有効期間の終わりまでカバー出来るように規定し、又、少なくとも以下のパラメータを含むことを手順書に規定しているか。		―	―
		(i) 含量規格ごと、又該当する場合は、異なるバッチサイズごとのバッチ数		
		(ii) 関連する物理的、化学的、微生物学的及び生物学的な試験方法		
		(iii) 判定基準		
		(iv) 試験方法の参照先		
		(vi) 試験間隔（タイムポイント）		
		(vii) 保管の条件（長期試験に関して標準化されたICH/VICH条件[製品の表示に整合したもの]を用いること）についての記載		
		(viii) その医薬品に特に適用される他のパラメータ		
6.31	安定性モニタリングの実施計画書は、販売承認申請書類中で提出された当初の長期安定性試験の実施計画書と異なってもよい（例えば試験の頻度、又はICH/VICH推奨条件へ更新する場合）。ただし、その妥当性を示し、当該実施計画書中に明記することを手順書に規定されているか。			
6.32	①バッチ数及び試験頻度は、傾向分析を可能とするに十分なデータ量を提供するものであることを手順書に定めているか。			
	②別途、妥当性を示さない限り、毎年製造される製品につき、該当する場合は、含量規格及び一次包装のタイプごとに、少なくとも1バッチが安定性プログラムに含まれること（該当年に全く生産されない場合を除く）を手順書に定めているか。			
	③通常は動物を使用する試験が安定性モニタリングに必要とされており、適切な代替法（バリデートされた技術）がない製品については、試験頻度にリスクーベネフィットを考慮することを手順書に定めているか。			
	実施計画書中で科学的に妥当性を示せば、ブラケティング法及びマトリキシング法による設計の原則を適用し得ることを手順書に定めているか。			
6.33	①ある状況下では、追加のバッチを安定性モニタリングに含めること。例えば、工程又は包装に係る重大な変更又は重大な逸脱があれば、安定性モニタリング試験を行うことを手順書に定めているか。			
	②再処理、再加工又は再利用（第5章63項～65項参照）の作業に係るバッチについて、安定性モニタリングに含めることも検討するよう手順書に定めているか。			
6.34	①安定性モニタリング試験の結果は、主要責任者及び、特に出荷判定者（オーソライズドパーソン）が利用可能であることを手順書に定めているか。			
	②安定性モニタリング試験がバルク製品又は最終製品の製造場所以外の事業所で実施される場合は、関係者間の取決め書を交わしているか。			
	③安定性モニタリング試験の結果は、当局による照査のため製造場所で利用できることを保証するように文書化しているか。			

【評価】　A：適合　B：概ね適合　C：要改善　D：不適合

第6章	品質管理		評価	コメント
	安定性モニタリング		―	―
6.35	①規格外又は著しい非定常傾向は、原因究明するように手順書に定めているか。			
	②規格外の結果又は著しい負の傾向が確認され、市場に出荷された製品のバッチに影響する場合は、関係当局に報告することを義務付けた手順書はあるか。			
	③この場合は、本GMPガイドライン第8章に従うとともに、関係当局に相談して、市場に流通しているバッチに及ぼす影響を検討するように文書化しているか。			
6.36	①生成された全てのデータの概要(プログラムに関する中間的結論を含む)を文書化し、保存されているか。			
	②斯かる概要は、定期的照査の対象となるように定められているか。			
	試験方法の技術移管		―	―
6.37	①試験方法を移管する側の施設は、移管に先立って、当該試験方法が販売承認書又は関連する技術的な承認申請書類に記載された方法に適合することを検証していく必要があるが、このことを手順書に定めているか。			
	②試験方法のオリジナルバリデーションを照査し、現行のICH / VICHの要求事項に準拠していることを保証しているか。			
	③技術移管プロセスを開始するに先立って、ギャップ分析を実施・文書化し、何らかの補足的バリデーションの実施が必要か確認することを定めた手順書はあるか。			
6.38	ある試験室(移管元試験室)から別の試験室(移管を受ける試験室)への試験方法の移管は、実施計画書に詳細に記載するよう契約書や手順書に定めているか。			
6.39	移管の実施計画書は、少なくとも以下のパラメータを含むように手順書に定めているか。		―	―
	(i) 移管して実施する試験項目及びその試験方法の特定			
	(ii) 追加的な教育訓練の必要性の特定			
	(iii) 標準品及び試験すべき検体の特定			
	(iv) 試験品特有の移送及び保管条件の特定			
	(v) 当該試験方法に関する直近のバリデーション結果及びICH / VICHの要求事項に基づく判定基準			
6.40	①実施計画書からの逸脱は、技術移管プロセスの終了前に原因究明するよう手順書に定めているか。			
	②技術移管の報告書は当該プロセスの比較結果を文書化することを手順書に定めているか。			
	③なお、該当する場合には、更に試験方法に関する再バリデーションを必要とする分野を特定することと手順書に定めているか。			
6.41	適切な場合、他のガイドラインに書かれている特定の要求事項への対応が、特定の試験方法(例えば近赤外分光法)の移管に関して求められることを手順書に定めているか。			

【評価】　A：適合　B：概ね適合　C：要改善　D：不適合

第7章	外部委託作業		評価	コメント
	原則		—	—
		①PIC/S GMP ガイドラインパート 1 がカバーする業務について外部に委託する場合は、不適切な品質の製品又は作業につながり得る誤解を回避するため、定義を明確に定めその内容は関係者（受託者）との間で同意すると共に、管理に関する文書による取り決め（契約書）を締結すること。		
		②委託者と受託者の間で取り決めた契約書には、各者の役割及び責務を明確に記載すること。		
		③委託者の医薬品品質システムには、製品の各バッチ（ロット）に出荷可否判定を行うオーソライズドパーソン（出荷判定者）がその全責務を遂行する方法を明確に規定すること。 注：この章は、販売承認及び製造許可を所管する規制当局に対する製造業者の責任を取り扱う。受託者及び委託者の消費者に対する義務に影響することは、全く意図していない。（国内法の他の条項が規制している）		
	全般事項		—	—
7.1	当該外部委託作業、関連する製品又は作業、及びそれに関連してなされた技術的な取決めが網羅されている契約書は、あるか。			
7.2	当該外部委託作業のための全ての取決め（技術的又はその他の取決めの変更を含む）は、施行されている法規及び（該当する場合）当該製品に係る販売承認に従っているか。			
7.3	販売承認保有者と製造業者が同一でない場合は、この章に記載された原則を考慮して適切な取決めが整っていることを保証する手順となっているか。			
7.4	①契約書に委託者の医薬品品質システムには、外部委託作業の管理及び照査が含まれることが記載されているか。			
		②委託者には、外部委託作業の管理を確実なものするプロセスが整っていることを保証する最終的な責任がある。 当該プロセスには、品質リスクマネジメントの原則を取り入れ、特に以下を含めることが定められているか。		
7.4.1	作業を外部委託するに先立って、委託者は、受託者について当該外部委託作業を適切に実施するための適法性、適合性及び能力を評価する責任がある。 委託者は、PIC/S GMP ガイドラインパート 1 に解説されているGMP の原則及びガイドラインに従うことを、契約によって保証する責任もある 。これらを文書化しているか。			
7.4.2	委託者は、施行されている法規及び当該製品に係る販売承認に従って委託作業を適正に実施するため必要な全ての情報と知識を、受託者に供給すること。			
		委託者は、その製品又は作業に関連して、受託者の建物、設備、人員、他の原材料又は他の製品に危害をもたらすお恐れがある問題があれば受託者が十分に認識することを保証すること。		
		これらを契約書に定めているか。		
7.4.3	委託者は、受託者の遂行能力をモニターし、照査するとともに、必要な改善があれば特定し、実施すること等を契約書に規定しているか。			

【評価】　A：適合　B：概ね適合　C：要改善　D：不適合

第7章	外部委託作業		評価	コメント
	全般事項		―	―
7.5	①委託者は、当該外部委託作業に関連した記録及び結果を照査し、評価する責任を有すること。			
	②委託者は、自ら又は受託者のオーソライズドパーソン(出荷判定者)の確認に基づいて、受託者から届いた全ての製品又は物品がGMP及び販売承認に従って加工されていることを保証すること等を契約書に定めているか。			
	受託者		―	―
7.6	受託者は、適切な建物、設備、知識及び経験、並びに有能な人員を有する等、委託者が発注した作業を適切に実施できなければならない責務があるがこれを契約書に定めているか。			
7.7	受託者は、提供された全ての製品、原材料及び知識がその所期の目的に照らして適切であることを保証することを契約書に定めているか。			
7.8	①受託者は、委託者が事前に取決めについての評価及び承認を行うことなく、委託された作業のいかなる部分も第三者に再委託してはならないことを契約書に定めているか。			
	②受託者と第三者の間でなされる取決めは、元の委託者と受託者の間と同様に、情報及び知識(第三者の適切性評価に由来するものを含む)が利用可能であることを保証するものであることを契約書に定めているか。			
7.9	受託者は、契約の条件から外れた、無許可の変更を行ってはならないことを契約書に定めているか。 当該変更は、委託者にとって外部委託作業の品質に悪影響を及ぼすおそれがあるためである。			
7.10	受託者は、外部委託作業(受託試験を含む)が当局による査察を受ける場合があることを理解しているか。			
7.11	①委託者と受託者は、当該外部委託作業に関連する各々の責任及び伝達プロセスを契約書に規定しているか。			
	②契約書の技術的側面は、外部委託作業及びGMPに関して適切な知識を有する適任者が作成することを手順書などに定めているか。			
	③外部委託作業のための全ての取決めは、施行されている法規及び当該製品の販売承認に従っていることを両当事者が同意しこれを契約書に定めているか。			
7.12	契約書には契約当事者のどちらが外部委託作業の各段階(例えば、知識管理、技術移転、サプライチェーン、再委託、原材料の品質及び購入、原材料の試験及び出庫判定、製造・品質管理の実施[工程内管理、検体採取及び分析を含む])を実施する責任を有するかを明確に 記載されているか。			
7.13	①外部委託作業に関連した全ての記録書(例えば製造、分析及び配送の記録書)及び参考品は、委託者が保管する、又は委託者が利用可能であることを契約書に定めているか。			

【評価】　A:適合　B:概ね適合　C:要改善　D:不適合

第7章	外部委託作業		評価	コメント
	受託者		―	―
7.13	②苦情若しくは欠陥が疑われる事態における製品の品質評価又は偽造品が疑われる場合における原因究明に関係する記録書は、委託者がアクセス可能でなければならないことを委託者の関連する手順書に規定しているか。			
	③又、契約書にも同様の取り決め内容が記述されているか。			
7.14	契約書には、委託者が受託者又は相互に合意した再受託者によって実施された外部委託作業を監査することを規定しているか。			
第8章	苦情及び製品回収		―	―
	原則		―	―
	①欠陥の可能性がある製品に係る全ての苦情及び他の情報は、手順書に従ってあらかじめ定めた責任者が十分照査しているか。			
	②全ての不測の事態に備えて、欠陥があることが確認されたか又はその可能性のある製品を市場から速やかにかつ効果的に回収するための手順書を作成しているか。			
	苦 情		―	―
8.1.	①苦情を取扱う責任者をあらかじめ定めこの責任者のもと相当な数の職員を苦情組織で定めこれを文書化しているか。			
	②あらかじめ定めた責任者が出荷判定者(例えば、製造管理者)でなければ出荷判定者に苦情・回収に係る情報を報告しているか。			
8.2	製品欠陥の可能性に係る苦情が発生した場合、講じるべき措置(回収を検討する必要性を含む)について記載した手順書は作成しているか。			
8.3	品質部門に所属するあらかじめ定めた責任者は、製品欠陥に係る苦情が発生すれば全ての元の詳細情報と共にこれを記録し、徹底的に原因を究明しているか。			
8.4.	あるバッチ(ロット)で製品欠陥が発見され又は疑われる場合、他のバッチに影響があるかどうか判定するため他のバッチ(ロット)をチェックすること(とりわけ当該欠陥バッチ(ロット)の再処理物を含む可能性がある他のバッチ(ロット)の調査をを含む。)を手順書に定めているか。			
8.5	当該苦情に係る全ての決定事項及びその措置記録、所謂苦情記録、を当該ロット(バッチ)記録に関連つけて保管しているか。			
8.6	①手順書には苦情記録を定期的に照査することを規定しているか。			
	②その照査結果から販売された製品の回収につながるような特定の又は再発性の問題を示唆していないかどうかを確認する手順書となっているか。			
8.7	苦情申出書を受け取った段階から苦情記録を完了するまでの期間、当該苦情が偽造薬によって発生していないことを確認する手順書を作成しているか。			
8.8	製造の失敗の可能性、製品の劣化、偽造の検知又は製品に伴う他の重大な品質上の問題を受けた場合、例えば、経営責任者が所轄当局に対して報告する手順書になっているか。			

【評価】　A:適合　B:概ね適合　C:要改善　D:不適合

第8章		苦情及び製品回収	評価	コメント
		苦 情	—	—
8.9		①手順書には回収の遂行及びこれを調整する責任者を定めているか。		
		②更にこの責任者と共に回収の全ての側面を適切な緊急度で取り扱うための十分な人数の職員を例えば、組織図や手順書にその役割と責任を記載しているか。		
		③又、この責任者は、出荷判定者か。もし、出荷判定者でなければこの責任者は出荷判定者に対し回収作業について文書で報告することを手順書に定めているか。		
8.10		自己点検手順書は、定期的に見直され、不具合があれば改訂することと規定しているか。		
8.11		回収と判断した時点で速やかに回収作業が実施できることを回収に係る手順書に定めているか。		
8.12		製品に欠陥がある又はその恐れがあるため、製品を回収しようする場合は、当該製品が配送された可能性のある全ての国の全ての当局に対し速やかに連絡するシステムを文書化しているか。		
8.13		配送記録書には、回収責任者が速やかに利用可能であるとともに、卸売業者及び直接供給した顧客に関する十分な情報(住所、就業時間内及び時間外の電話・FAX番号、配送バッチ番号(ロット番号)及び数量)を含むことを文書化しているか(輸出製品及び医療用サンプルの場合を含む)。		
8.14		回収した製品は、識別しその処分に関する決定を待つ間、安全な区域に隔離保管することを文書に定めているか。		
8.15		回収過程の進捗を記録し、最終の報告書(製品の配送数量と戻り数量の照合、所謂出納帳、を含む)、回収報告書を作成していることを手順書に定めているか。		
8.16		回収に係る取決めの有効性を定期的に評価することを文書化しているか。		
第9章		自己点検	—	—
		原則	—	—
		GMP原則の実施及び適合状況をモニターし、必要な是正措置を提案するため、自己点検を実施しているか。		
9.1		組織、建物、構造設備、文書化、製造、品質管理、医薬品の配送、苦情及び回収の取決め、並びに自己点検についてそれらが品質保証の原則に合致しているか検証するため、予め取り決められたプログラムに従った間隔で点検しているか。		
9.2		①自己点検は、手順書であらかじめ定めた資格を有する職員が手順書に基づき実施しているか。		
		②外部の専門家に委託して自己点検(監査)を行っているか。		
9.3		①全ての自己点検結果を記録し保管しているか。		
		②報告書には、自己点検中に得た全ての所見及び該当する場合には是正措置の対応策を提案しているか。		
		③その後実施された是正措置報告書について改善結果として記録されているか。		

【評価】　A:適合　B:概ね適合　C:要改善　D:不適合

第3章
PIC/S GMP アネックス15に沿った監査マニュアル
―クオリフィケーション及びバリデーション―

清川　眞澄

合田　富雄

PIC/S GMP ガイドライン に沿った監査マニュアル　　　　　アネックス 15

	クオリフィケーション及びバリデーション	評価	コメント
	原則	—	—
	本アネックスは、医薬品の製造に用いられる施設、設備、ユーティリティ及び工程に適用されるクオリフィケーション及びバリデーションの原則について記載し、PartII に追加の要求をもたらすことなく原薬に関する補足的かつオプションであるガイダンスとしても用いられる。製造業者が、製品及び工程のライフサイクルに亘り、クオリフィケーション及びバリデーションを通じて彼らの個々の作業の重要な部分を管理することはGMPの要求事項である。製品の品質に影響すると思われるような施設、設備、ユーティリティ及び工程に対する計画されたいかなる変更については正式に文書化し、バリデートされた状態あるいは管理戦略への影響について評価しなければならない。医薬品の製造に使用するコンピュータ化システムについてもまた、アネックス 11 の要求に従ってバリデートされなければならない。ICHQ8, Q9, Q10 及び Q11 に示されている関連するコンセプトやガイダンスもまた考慮されなければならない。	—	—
	一般的事項	—	—
	①医薬品のライフサイクルを通じて品質リスクマネジメントのアプローチを適用することを規定した手順書はあるか。		
	②クオリフィケーション及びバリデーションの適用範囲と程度についての決定は、品質リスクマネジメントシステムの一部として、妥当性を示し、文書化された施設、設備、ユーティリティ及び工程のリスク評価に基づいて行わなければならないことを記載した手順書を作成しているか。		
	③回顧的バリデーションはもはや許容されたアプローチとは言えない。製造業者以外から得られる、クオリフィケーション及び/又はバリデーションの裏付けとなる補足データは、アプローチの妥当性が示され、それらのデータを取得する過程で適切な管理がなされていることの保証があるならば、使用してもよいとする手順書はあるか。		
1	クオリフィケーション及びバリデーションの組織化及び計画	—	—
1.1	すべてのクオリフィケーション及びバリデーションの活動は、施設、設備、ユーティリティ、工程及び製品などのライフサイクルを考慮して計画しているか。		
1.2	クオリフィケーション及びバリデーションの活動は、承認された手順を順守できる適切に訓練された職員によってのみ行われることと手順書に定めているか。		
1.3	クオリフィケーション/バリデーションを行う職員は、医薬品質システムにおいて規定された指揮命令系統に属すものでなければならないが、必ずしも品質マネジメントあるいは品質保証関連の者でなくてもよいが、しかし、バリデーションの全ライフサイクルに亘って適切な品質システムに基づく監視がなくてはならない。と規定しているか。		

【評価】　A：適合　B：概ね適合　C：要改善　D：不適合

		クオリフィケーション及びバリデーション	評価	コメント
		クオリフィケーション及びバリデーションの組織化及び計画	―	―
1.4		製造所のクオリフィケーション及びバリデーションのプログラムのキーとなる要素については明確に規定して、それらがバリデーションマスタープラン（VMP）あるいは同等の文書に文書化しているか。		
1.5		VMPあるいはそれと同等の文書は、クオリフィケーション/バリデーションシステムについて明確にし、少なくとも以下のi～viiの項目を含むか、あるいは情報を参照していることを規定しているか。	―	―
	i.	クオリフィケーション及びバリデーションに関する方針		
	ii.	クオリフィケーション及びバリデーションの業務に関する役割と職責を含む組織構造		
	iii.	当該製造所の施設、設備、システム、工程の概要、及びクオリフィケーション及びバリデーションの現況		
	iv.	クオリフィケーション及びバリデーションに関する変更管理及び逸脱管理		
	v.	適合基準を作成するためのガイダンス		
	vi.	既存文書の参照		
	vii.	クオリフィケーション及びバリデーションの戦略、該当する場合は再クオリフィケーションについても含める		
1.6		大規模で複雑なプロジェクトの場合、バリデーションの計画はさらに重要性を増し、別箇のバリデーション計画を作成することにより明確化される。これらの配慮が手順書で文書化しているか。		
1.7		以下の事項を該当する手順書に定めているか。	―	―
		①クオリフィケーション及びバリデーションの活動には品質リスク管理のアプローチを用いること。		
		②プロジェクト段階あるいは商業生産における何らかの変更により知識及び理解が進むことにより、必要に応じてリスク評価を繰り返すこと。		
		③クオリフィケーション及びバリデーション活動をサポートするためにリスク評価を用いた場合は明確に文書化すること。		
1.8		該当する手順書には得られた全てのデータの完全性を保証するために、クオリフィケーション及びバリデーションの業務には、適切なチェックを組み込んでいるか。		
2		バリデーションマスタープランを含んだ文書化	―	―
2.1		Good documentation practice（文書の管理基準）は製品ライフサイクルを通じた知識管理をサポートするために重要であると定めているか。		
2.2		クオリフィケーション及びバリデーションの過程で作成されたすべての文書は、医薬品品質システムに規定された適切な職員により承認され、オーソライズされることと手順書に定めているか。		
2.3		複雑なバリデーションプロジェクトにおける文書間の関連について明確に手順書に規定されているか。		
2.4		重要なシステム、特性、パラメータとそれらに伴う許容基準について規定したバリデーションプロトコールを作成するように手書に規定しているか。		

【評価】　A：適合　B：概ね適合　C：要改善　D：不適合

		クオリフィケーション及びバリデーション	評価	コメント
		バリデーションマスタープランを含んだ文書化	―	―
2.5		適切な場合、クオリフィケーションに関する文書は統合してもよい。例えばIQとOQである。この場合適切性を論証することを手順書に定めているか。		
2.6		バリデーションプロトコール及びその他の文書が、バリデーション業務を請け負う第3者から供給される場合、それら文書を承認する前に製造所の適切な職員が、適切性と製造所の手順に適合していることを確認することと手順書に規定しているか。 なお、供給業者からのプロトコールに文書/試験プロトコールを事前に追加して使用しても良い。		
2.7		承認されたプロトコールを実施中に変更する場合(例えば許容基準や操作パラメータ等の重要な変更)はいかなる場合も逸脱として文書化し、科学的に妥当であることを示すことと手順書に規定しているか。		
2.8		①あらかじめ規定された許容基準に適合しなかった結果は逸脱として記録し、製造所の手順に従って完全に究明しなければならないことを手順書に規定しているか。		
		②又、バリデーションに対するいかなる意義についても報告書の中で考察されなければならないことも定めているか。		
2.9		バリデーション結果の照査と結論を報告しなければならない。そして、得られた結果については許容基準に対してどうであったのかとまとめなければならない。その結果を受け許容基準を変更する場合、科学的に妥当性を示し、バリデーションの最終的な推奨事項となりえるがこれらを文書化しているか。		
2.10		①クオリフィケーション及びバリデーションの過程における次の段階へ進むことの正式な許可は、「バリデーション報告の許可の一部」とするか、あるいは「別のまとめの文書」とするかいずれでもよいが、適切な責任者によってオーソライズされるよう手順書に定めているか。		
		②或る許容基準又は逸脱について完全な説明がなされない場合、それが次の活動に対して重大な影響がなければ、次の段階に進むことを条件付きで承認しても良いがこれを手順書に定めているか。		
3		設備、施設、ユーティリティ及びシステムのクオリフィケーション段階	―	―
3.1		クオリフィケーション活動は、初期のユーザ要求規格(URS)の開発段階から設備、施設、ユーティリティあるいはシステムの使用を終了するまでのすべての段階を考慮しなければならないがこれを手順書に定めているか。 主要な段階及び各段階についていくつかの示唆される基準(個々のプロジェクトの状況に依存し、異なる)を以下に示すがこれを考慮すること。		
		ユーザ要求規格(URS)	―	―
3.2		ⅰ)設備、施設、ユーティリティあるいはシステムの規格をURS及び/又は機能規格の中に規定する。		
		ⅱ)この段階において品質の必須要素を作り込み、いかなるGMP上のリスクについても許容可能な水準に低減すること。		
		ⅲ)URSはバリデーションのライフサイクルを通じて参照すること。		

【評価】 A:適合 B:概ね適合 C:要改善 D:不適合

		クオリフィケーション及びバリデーション	評価	コメント
		設計時適格性評価（DQ）	―	―
3.3		以下の事項を手順書に定めているか。	―	―
		①設備、施設、ユーティリティあるいはシステムのクオリフィケーションにおける次の要素はDQであり、それにおいて設計がGMPに適合していることを示し、文書化されなければならないこと		
		②ユーザ要求規格の要求事項は、設計時適格性において検証されなければならないこと。		
		工場における受け入れ検査（FAT）/製造所における受け入れ検査（SAT）	―	―
3.4		特に新技術あるいは複雑な技術を取り込んだ設備については、該当する場合は配送前に供給業者において評価する場合もあることを手順書に規定しているか。		
3.5		該当する場合、設置に先立ち、設備がURS/機能規格に適合していることを供給業者の製造所において確認しなければならないことを手順書に定めているか。		
3.6		適切な場合あるいは妥当性が示された場合、もし輸送及び設置により機能が影響を受けないことが示されれば、文書の照査あるいはある検査についてはFAT又は他の段階において実施し、IQ/OQにおいて製造所で繰り返す必要ないことを手順書に定めているか。		
3.7		FATは、製造所において設備を受け入れ後にSATを実施することによりFATを補足してもよいことを手順書に定めているか。		
		設備据付時適格性評価（IQ）	―	―
3.8		IQは設備、施設、ユーティリティ又はシステムについて実施することを手順書に定めているか。		
3.9		IQは、これらに限定されないが以下を含まなければならないと手順書に規定しているか。	―	―
		i. 部品、計器、設備、配管及びその他の供給手段がエンジニアリング図面及び規格に対して正しく設置されていることの検証		
		ii. あらかじめ規定した基準に対して正しく設置されたことの検証		
		iii. 供給業者の操作及び作業説明書、及びメンテナンス要求事項の収集と確認		
		iv. 計器のキャリブレーション		
		v. 構成材質の検証		
		運転時適格性評価（OQ）	―	―
3.10		OQは通常IQに次いで行われるが、設備の複雑性によっては両者を併せた設置時/運転時適格性評価（IOQ）として実施してもよいことを手順書に定めているか。		
3.11		OQは、これらに限定されないが、以下を含まなければならないと手順書に規定しているか。	―	―
		i. 工程、システム及び設備の知識から開発され、システムが設計されたとおり稼働することを確実にするための試験		
		ii. 稼働限界の上限、下限、及び/又はワーストケースの条件を確認するための試験		

【評価】　A：適合　B：概ね適合　C：要改善　D：不適合

		クオリフィケーション及びバリデーション	評価	コメント
		運転時適格性評価（OQ）	—	—
3.12		OQが成功裡に完了することにより、作業標準及び洗浄手順、作業者のトレーニング、及び予防的メンテナンスの要求事項を完成することが出来るがこれらを手順書に規定しているか。		
		性能適格性評価（PQ）	—	—
3.13		PQは通常IQ及びOQの成功裡の終了に次いで実施する。しかし、ある場合にはOQあるいはプロセスバリデーションと併せて実施することが適切な場合もあることを手順書に規定しているか。		
3.14		PQはこれらに限定されないが、以下を含まなければならないと手順書に規定しているか。	—	—
		i. 製造に使用する原材料、認定された代替品、あるいは類似製品を用いてワーストケースのバッチサイズにて検証を行い、通常の操作条件下で製造されたものと同等の挙動を示すこと検証する。工程が管理されていることを確認するために用いられるサンプリングの頻度について、妥当であることを示すこと。		
		ii. 操作範囲が確認できる開発段階からの文書化された根拠がない限り、意図した工程の操作範囲をカバーした検証を行わなければならないこと。		
4		適格性再評価	—	—
4.1		設備、施設、ユーティリティ及びシステムは、それらが管理された状態にあることを確認するために、適切な頻度で評価することを定めた手順書はあるか。		
4.2		①適格性再評価が必要で、特定の間隔で実施される場合、その間隔が、規定した評価基準に従って妥当であることを示す手順書があるか。 ②更に、時間の経過により発生する可能性がある小さな変更についても評価することを定めているか。		
5		プロセスバリデーション	—	—
		一般事項	—	—
5.1		本章に概説されている要求事項と原則はすべての医薬品の剤形の製造に適用される。それらは新規工程の初期バリデーション、その後の変更された工程のバリデーション、製造所移転、及び定期再バリデーションが対象となる。本アネックスにおいてはプロセスバリデーションを成功させるための頑健な開発プロセスが存在していることが前提となっているがこれは文書化されているか。		
5.2		5章はプロセスバリデーションに関連するその他の関連するガイドラインと併せて使用すること[1]。 注1　EU/EEAにおいては EMA/CHMP/CVMP/QWP/BWP/70278/2012を参照すること。		
5.2.1		プロセスバリデーションに関するガイドラインは、承認申請のための情報とデータに関するガイダンスを提供することのみを目的としている。しかし、GMPにおけるプロセスバリデーションへの要求は、工程のライフサイクルに亘って継続するがこれを手順書に定めているか。		

【評価】　A：適合　B：概ね適合　C：要改善　D：不適合

	クオリフィケーション及びバリデーション	評価	コメント
	一般事項	―	―
5.2.2	商業生産のバリデーションを確実にし、ルーチンの商業生産において工程を管理された状態に維持することを確実にするために、このアプローチが製品と工程の開発とリンクさせるために適用される。これを手順書に定めているか。		
5.3	①製造工程は従来のアプローチを用いて開発されるか、あるいは継続的工程確認のアプローチを用いて開発される。しかし、用いられたアプローチに係らず工程は頑健であり、いかなる製品も市場への出荷許可が行われる前に一定した品質であることを確実にすることを示すように手順書に定めているか。		
	②従来のアプローチを用いた製造工程は、可能なかぎり製品の出荷判定前に予測的バリデーションを行わなければならない。回顧的バリデーションはもはや許容されるアプローチではないことを手順書に定めているか。		
5.4	①新製品のプロセスバリデーションは、販売を意図するすべての含量違い、入れ目違い及び製造所をカバーしなければならないことを手順書に定めているか。		
	②新製品について、開発段階からの広範な工程の知識と適切な再バリデーションプログラムを連結させてブラケティングが妥当であることを示すことが出来ると手順書に定めているか。		
5.5	ある製造所から別の製造所、あるいは同じ製造所内で移転される製品のプロセスバリデーションに関しては、バリデーションバッチの数をブラケティングのアプローチを用いて減らすことが可能である。しかし、以前のバリデーションの内容を含む既存の製品の知識が利用できなければならない。異なる含量及び/又は入れ目、バッチサイズ及び包装サイズ/容器のタイプについても、妥当性が示されるならばブラケティングアプローチを用いることができることを手順書に定めているか。		
5.6	①旧来の製品の製造所移転に関しては、製造工程及び管理は承認事項に適合するとともに、当該製品領域の現在の基準に適合していなければならないことを手順書に定めているか。		
	②又、必要な場合は製造販売承認に対する変更申請を行わなければならないことも定めているか。		
5.7	①プロセスバリデーションにおいては、その工程により、バリデートされた状態を維持し、許容できる製品品質のために重要と考えられる品質特性と工程パラメータが、継続して適合するか否かの確認結果が必要であることを記載した手順書はあるか。		
	②工程パラメータ及び品質特性が重要であるか、重要でないかを特定した根拠は、すべてのリスク評価の結果を考慮して明確に文書化することを規定した手順書はあるか。		
5.8	通常、プロセスバリデーションで製造されるバッチは意図する商業生産の規模と同じサイズであること、他のバッチサイズを用いる場合は妥当性を示すか、あるいはGMPガイドの他の章で規定されているものであることを規定した手順書はあるか。		

【評価】　A：適合　B：概ね適合　C：要改善　D：不適合

		クオリフィケーション及びバリデーション	評価	コメント
		一般事項	―	―
5.9		①プロセスバリデーションに使用される設備、施設、ユーティリティ及びシステムはこれらが事前に適格性評価が完了していることを示す手順書はあるか。あるいはプロセスバリデーションプロトコールに記載するように定めた手順書はあるか。		
		②試験方法が意図した用途に関してバリデートされていることを示すプロセスバリデーションプロトコール及び又は手順書はあるか。		
5.10		他に妥当性が示されない限り、すべての製品について、用いられるアプローチに係らず、工程開発の研究あるいは他の供給元からの工程知識が、製造所にとってアクセス可能であり、バリデーション活動の基礎となっている。これらの知識管理文書を示す手順書を作成しているか。		
5.11		バリデーションバッチに関しては、製造、開発あるいは他の製造所移転に係る職員が関与する可能性がある。それらのバッチはGMPに従って訓練された職員により、承認された文書を用いて製造されなければならない。製品に対する理解を促進するために、製造担当の職員がバリデーションバッチの製造に関与することとした手順書を作成されているか。		
5.12		①重要な出発物質及び包装材料の供給業者はバリデーションバッチの製造前に適格性を確認しなければならないとした契約書を自社との間で交わされているか。		
		②そうでない場合は品質リスクマネジメントの原則の適用に基づいた妥当性を文書化しなければならないとした手順書は作成しているか。		
5.13		デザインスペースを用いる場合と、工程管理戦略を確認するための数学モデルを作成する場合は、基となる工程知識が利用可能であることが特に重要であるがこれを製品標準書に記載しているか。又は、文書化し、しかるべき責任者の承認を得るよう手順書に定めているか。		
5.14		①バリデーションバッチを市場へ出荷する場合はその事を事前に決めておくことを文書化しているか。		
		②それらを製造する条件は完全にGMPに適合し、バリデーションの期待される結果、もし用いる場合は継続的工程確認の期待される結果、及び製造販売承認あるいは臨床試験の規制要件に適合することを定めた手順書はあるか。		
5.15		治験薬（IMP)のプロセスバリデーションに関してはAnnex 13を参照。	―	―
		コンカレントバリデーション	―	―
5.16		例外的な場合に、患者にとって強いベネフィット - リスク比がある場合、ルーチンの製造を開始する前にバリデーションプログラムを終了せず、コンカレントバリデーションを用いることが許容されるであろう。しかし、コンカレントバリデーションを実施する決定については妥当性を示し、明示するためにVMPに文書化し、権限を有する職員（例えば、バリデーション責任者)により承認される必要があることを手順書に定めているか。		

【評価】　A：適合　B：概ね適合　C：要改善　D：不適合

		クオリフィケーション及びバリデーション	評価	コメント
		コンカレントバリデーション	—	—
5.17		コンカレントバリデーションのアプローチが適用される場合、その製品の一定の数のバッチが均一で、規定された許容基準に適合していることの裏付けとなる十分なデータがなければならない。バッチの判定を行う前に、コンカレントバリデーションの結果と結論を正式に文書化し、出荷判定者が事前に確認できる体制になっていることを定めた手順書はあるか。		
		従来法のプロセスバリデーション	—	—
5.18		従来法のアプローチにおいては、再現性を確認するためにルーチン生産の条件で、一定数のバッチの最終製品を製造するがこのことを定めた手順書はあるか。		
5.19		①製造するバッチ数及び採取するサンプルの数は、通常の範囲のばらつきと傾向を確立し、評価のために十分なデーが得られることが前提だがこのことを保証する手順書となっているか。		
		②各製造業者は、工程が継続して高品質の製品を製造する能力があることを高い水準で保証するために必要な数のバッチを決定し、その妥当性をバリデーション計画書に記載するよう手順書に定めているか。		
5.20		5.19の規定に影響を与えることなく、一般的にはルーチンの製造条件で製造された連続した最低限3バッチは工程のバリデーションを成立させるものとみなして良い。他のバッチ数も、標準的な製造方法が使用されているかどうか、同様な製品あるいは工程が当該製造所ですでに用いられているかどうかというような点を考慮して妥当性を示すことができる。3バッチによる初期バリデーションも、その後の再バリデーション活動の一環としてのバッチから得られるデータに基づきそれを補足できるが、それを規定した手順書はあるか。		
5.21		プロセスバリデーションのプロトコールは、開発データあるいは文書化された工程知識に基づいて重要工程パラメータ（CPP）、重要品質特性（CQA）及び関連した許容基準を規定するように作成されているか。		
5.22		プロセスバリデーションプロトコールは、これらに限定されないが、少なくとも以下の項目を含むことを手順書に定めているか。	—	—
	i.	工程の手短な記述及び該当するマスターバッチレコードの参照		
	ii.	関与する組織の機能と責任体制		
	iii.	試験すべき重要品質特性の概要		
	iv.	重要工程パラメータと付随する限度値		
	v.	バリデーション活動において試験されるかあるいはモニターされる他の特性及びパラメータ（重要項目以外の項目）のまとめ及びそれらを採用した理由		
	vi.	キャリブレーション状況を含めた、使用する設備/施設のリスト（測定/モニタリング/記録設備を含む）		
	vii.	分析法のリスト及び該当する場合分析法バリデーション		
	viii.	許容基準を伴った予定される工程内管理、及び各工程内管理が選定された理由		
	ix.	実施すべき追加の試験、許容基準を含む		

【評価】　A：適合　B：概ね適合　C：要改善　D：不適合

		クオリフィケーション及びバリデーション	評価	コメント
		従来法のプロセスバリデーション	—	—
5.22		x. サンプリング計画とその背景となる理由		
		xi. 結果を記録し、評価する方法		
		xii. 該当する場合、バッチの出荷判定及び証明		
		継続的工程確認	—	—
5.23		QbyDによって開発した製品に関して、確立された管理戦略が製品品質に対して高度の保証をもたらすことを開発の過程で科学的に確立されている場合は、継続的工程確認を従来法のプロセスバリデーションの代替として用いることができるがこれを製品標準書等に規定しているか。		
5.24		①工程を検証する方法をプロトコールに規定するよう手順書に定めているか。		
		②製品実現を確認するために、受け入れる原材料の要求特性、重要品質特性及び重要工程パラメータに関する科学に基づいた管理戦略がなければならない。このために管理戦略の日常評価も含むことを定めた手順書を作成しているか。		
		③PAT及び多変数による統計的工程管理をツールとして使用することが出来る。各製造業者は、工程が継続して高品質の製品を供給することが出来るという高水準の保証を行うために必要なバッチ数を決定し、その妥当性を示さなければならないことを定めた手順書を作成しているか。		
5.25		上記5.1から5.14に規定されている一般原則はこの場合も適用されることを手順書に定めているか。		
		ハイブリッドアプローチ	—	—
5.26		従来法と継続的工程確認のハイブリッドは、実質的量の製品と工程の知識及びそれらに対する理解があり、それらが製造の経験と過去のバッチのデータから得られている場合に限り使用することができることを手順書に定めているか。		
5.27		このアプローチは、その製品が当初従来法のアプローチでバリデートされたとしても、変更後のバリデーションや再バリデーションにおいて使用しても良いことを手順書に定めているか。		
		製品ライフサイクルにおける再バリデーション	—	—
5.28		5.28項から5.32項は3種類のプロセスバリデーション即ち従来法、継続的工程確認、ハイブリッドの全てに適用されることを手順書に定めているか。		
5.29		製造業者は関連する工程の傾向を評価することにより、管理された状態が製品ライフサイクルを通じて維持されていることを確実にするため、製品品質をモニターしなければならないがこれを定めた手順書はあるか。		
5.30		①再バリデーションの範囲と頻度は定期的に見直しを行うと定めた手順書はあるか。		
		②その要求事項を最新の水準の工程理解と工程能力を考慮して修正することは、製品ライフサイクルのどの時点で行っても適切であるということを定めた手順書はあるか。		

【評価】　A：適合　B：概ね適合　C：要改善　D：不適合

		クオリフィケーション及びバリデーション	評価	コメント
		製品ライフサイクルにおける再バリデーション	—	—
5.31		①再バリデーションは、承認されたプロトコールあるいはそれと同等の文書の下で実施し、得られた結果を文書化する報告書として作成することを定めた手順書はあるか。		
		②適切な場合、特定の工程のばらつきと能力に関する結論を裏付け、管理された状態を確実にするために統計的ツールを使うことを定めた手順書はあるか。		
5.32		再バリデーションは、製品品質の照査において文書化される通り、製品のバリデートされた状態を裏付けるために製品のライフサイクルに亘って用いなければならない。 時間とともに変化が増加することを考慮し、追加のアクション、例えば強化したサンプリングの必要性を評価すると定めた手順書はあるか。		
6		輸送の検証	—	—
6.1		最終製品、治験薬、バルク製品、及びサンプルは、製造所から製造販売承認、承認された表示、製品規格書、あるいは製造業者により妥当性を示された条件に従って輸送しなければならないがそれを手順書に定めているか。		
6.2		さまざまな要因が含まれるため、輸送の検証はチャレンジングであると認識されている、しかし、①輸送経路を明確に規定している手順書はあるか。		
		②季節変動及びその他の変動も輸送の検証に含めることを記載した手順書、もしくは検証計画書があるか。		
6.3		輸送の過程において連続して管理あるいはモニターしている以外の変動、例えば輸送中の遅延、モニタリング器具の故障、液体窒素の追加充填、製品に影響あるいはその他の関連する要因についての変動の影響について考慮するために品質リスクマネジメントに基づいてリスク評価を行うことを手順書に定めているか。		
6.4		輸送中に様々な条件が予想されることにより、他に妥当性を示さない限り、製品が受けるであろう重要な環境条件の連続モニタリングとそれらを記録することを手順書に定めているか。		
7		包装バリデーション	—	—
7.1		特に1次包装の過程での設備の運転パラメータの変動は包装、例えばブリスター包装、分包袋、及び無菌包装、の完全性と正しい機能に対して重要な影響があり得る。従って、最終製品及びバルク製品の1次包装及び2次包装設備は適格性評価を行わなければならないがそれを手順書に定めているか。		
7.2		1次包装に使用する設備のクオリフィケーションは、温度、機械の運転速度、封止圧、あるいはその他の要因 等の重要な工程パラメータについて規定した最小及び最大操作範囲について実施しなければならないが、それを手順書に定めているか。		
8		ユーティリティのクオリフィケーション	—	—
8.1		蒸気、水、空気その他のガス類の質を、設置の後に上記3章に記載されているクオリフィケーションにより確認しなければならないがそれを手順書に定めているか。		

【評価】　A：適合　B：概ね適合　C：要改善　D：不適合

		クオリフィケーション及びバリデーション	評価	コメント
		ユーティリティのクオリフィケーション	ー	ー
8.2		クオリフィケーションの期間と範囲は該当する場合は季節変動を反映し、ユーティリティの意図した用途を反映したものであることを手順書に定めているか。		
8.3		空調システム (HVAC)のような製品直接接触の場合、あるいは熱交換器を通じた間接接触の場合において、故障のリスクを低減するために品質リスクマネジメントに基づいてリスク評価を行うことを手順書に定めているか。		
9		試験法バリデーション	ー	ー
9.1		クオリフィケーション、バリデーション、あるいは洗浄試験で使用されるすべての分析試験法は、必要な場合は適切な検出限界及び定量限界を含めて、PIC/SのGMPガイドパートIの6章の規定に従ってバリデートされているか。		
9.2		製品の微生物試験を行う場合、試験法は、製品が微生物の検出に影響しないことをバリデートしているか。		
9.3		クリーンルームの付着微生物試験を行う場合、消毒剤が微生物の検出に影響しないことをバリデートしているか。		
10		洗浄バリデーション	ー	ー
10.1		①全ての製品接触の設備表面に関し、いかなる洗浄操作についてもその有効性を確認するために洗浄バリデーションを行わなければならないがそのための手順書を作成しているか。		
		②適切な科学的な妥当性があれば、模擬物質を使用してもよいがこのことを手順書に定めているか。		
		③類似のタイプの設備をグループ化する場合、洗浄バリデーションの為に選定された特定の設備の妥当性を示す事が期待されるがグループ化について定めた手順書はあるか。		
10.2		清浄度についての目視検査は、洗浄バリデーションの許容基準における重要な部分であるが、一般的にはこれのみを許容基準に用いることは許容されない。許容される残留の結果が得られるまで繰り返し洗浄と試験を行ったとしても洗浄バリデーションの許容基準に目視検査のみを使用することは許容できないことを記載した手順書はあるか。		
10.3		洗浄バリデーションプログラムは完了するまである程度時間がかかることは認識されている。そして、ある製品、例えば治験薬の場合にはバッチ毎に検証が必要とされる。設備が清浄で次に使用できるという結論を裏付けるための充分なデータと科学的根拠が必要であると規定した手順書は作成しているか。		
10.4		バリデーションは、洗浄工程における自動化のレベルを考慮しなければならない。自動工程が用いられる場合は、ユーティリティと設備について規定された通常の操作範囲をバリデートしておかなければならないことを規定した手順書は作成しているか。		
10.5		①全ての洗浄工程について、例えば作業者、リンス時間等の工程の詳細部分のレベルのような、洗浄の効果と能力に影響する変動要因を決定するための評価を実施することを定めた手順書はあるか。		

【評価】　A：適合　B：概ね適合　C：要改善　D：不適合

	クオリフィケーション及びバリデーション	評価	コメント
10	洗浄バリデーション	―	―
10.5	②変動要因を特定後、洗浄バリデーション試験の根拠として、ワーストケースの状態を用いなければならないと定めた手順書はあるか。		
10.6	①製品残留による持越しの限度値は、毒性学的評価2に基づかなければならないと定めた手順書はあるか。		
	②選定された限度値に対する妥当性を示す裏付け資料を品質リスクマネジメントに基づき評価するとした手順書は作成しているか。		
	③何らかの洗浄剤を使用した場合、その除去の限度値を確立しなければならない。許容限度値は、連結された複数の設備の製造ラインにおいて可能性のある蓄積の影響を考慮して限度値を確立することと定めた手順書はあるか。 注2：EU及びEEA域内ではこれはEMAの「共用施設において異なった医薬品を製造する場合のリスク特定に用いる健康に基づいた暴露限界の設定に関するガイドライン」である。		
10.6.1	治療用高分子及びペプチドは、異常pH及び/又は熱に暴露されると分解され変性して生理学的に不活性となり得ることが知られている。従って、このような場合は毒性学的評価は適用できないことを定めた手順書はあるか。		
10.6.2	特定の製品の残渣について試験することが無理である場合、例えばTOCや電導度のような代用パラメータを選定することができるが代用できる科学的根拠が必要であると規定した手順書は作成しているか。		
10.7	微生物及びエンドトキシン汚染によるリスクを、洗浄バリデーションプロトコールに記載することを規定した手順書はあるか。		
10.8	製造と洗浄及び洗浄と使用の間隔の影響を、洗浄工程についてのダーティホールドタイム及びクリーンホールドタイムを規定するために十分な科学的データが必要であることを規定した手順書はあるか。		
10.9	キャンペーン製造を行う場合、キャンペーンの最大長（時間及び/又はバッチ数）、つまりワーストケースが洗浄バリデーション試験の根拠となり得ることを定めた手順書はあるか。		
10.10	①ワーストケース製品を洗浄バリデーションのモデルとして用いるアプローチを用いた場合は、ワーストケース製品を選定した科学的妥当性を示す文書が必要であると定めた手順書はあるか。		
	②そして、評価する施設について新製品を追加した場合は、その影響についての科学的妥当性を示す文書が必要であることを定めた手順書はあるか。		
	③ワーストケースを決定する評価基準として、溶解性、洗浄し易さ、毒性、及び作用の強さが含まれるが、このことを記載した手順書は作成しているか。		
10.11	①洗浄バリデーションプロトコールには、サンプル採取箇所、それら箇所の選定の妥当性を規定するかあるいは他の文書を参照することとすることが必須だがこれらを規定した手順書はありますか。		
	②また、プロトコールには許容基準を記載することも規定されているか。		

【評価】　A：適合　B：概ね適合　C：要改善　D：不適合

	クオリフィケーション及びバリデーション	評価	コメント
10	洗浄バリデーション	—	—
10.12	①サンプリングは、製造設備によりスワブ法及び/又はリンス法又は他の手段により実施することを手順書に定めているか。		
	②サンプリング器具の材料及び方法は、結果に影響を及ぼさないこと。そして、その用いられた全ての方法について、設備内でサンプリングされたすべての製品接触材料からの回収が可能であることを示すことを手順書に定めているか。		
10.13	リスク評価に基づいて、洗浄工程を適切な数実施し、洗浄方法がバリデートされたことを証明するために許容基準を満たしていることを報告書に記載するよう手順書に定めているか。		
10.14	ある設備について、洗浄工程が無効であるかあるいは不適切である場合、PIC/SのGMPガイドラインの3章及び5章に示されているように、各製品について専用設備か他の適切な手段を用いることを定めた手順書を作成しているか。		
10.15	設備の手動洗浄を行う場合、手動の工程の有効性について妥当性を示した頻度で確認することを記載した手順書があるか。		
11	変更管理	—	—
11.1	変更の管理は、知識管理の重要な部分であり、医薬品質システムの中で取り扱われなければならない。		
11.2	計画された変更が、出発物質、製品構成成分、工程、設備、施設、製品範囲、製造方法あるいは試験方法、バッチサイズ、デザインスペースあるいは製品品質あるいは再現性に影響するような変更が製品ライフサイクルの過程で提案された場合、実施すべきアクションが記載された文書化された手順を作成しているか。		
11.3	デザインスペースが用いられた場合、変更のデザインスペースに対する影響を製造販売承認の中に登録されたデザインスペースに対応して考慮し、その他何らかの薬事手続きの必要性について考慮すること、と規定した手順書はあるか。		
11.4	計画された変更について、製品品質、医薬品質システム、文書化、バリデーション、薬事上の現状、キャリブレーション、メンテナンス、及び他のいかなるシステムにおいても、予期しない結果を避け、必要なプロセスバリデーション、ベリフィケーションあるいは再適格性評価等の業務を計画するために品質リスクマネジメント(管理)を用いることと定めた手順書はあるか。		
11.5	変更は、医薬品質システムに従って、責任者あるいは関連する組織機能を持った職員により、オーソライズされ、承認されなければならないと定めた手順書を作成しているか。		
11.6	裏付けデータ、即ち文書のコピーは、最終承認に先立って、変更の影響が立証されているということを確認するために照査されなければならないと定めた手順書はあるか。		
11.7	適切な場合、変更が成功したことを確認するため、変更の実施の後に変更の有効性の評価を行うと定めた手順書はあるか。		

【評価】　A：適合　B：概ね適合　C：要改善　D：不適合

別紙 (14) PIC/S GMP ガイドライン アネックス 15

「12. 用語の定義」を参考のために以下に示す。

現行の PIC/S の GMP ガイドラインの他の部分に記載されていないクオリフィケーション及びバリデーションに関する用語の定義が以下に記載されている。

□ブラケッティングアプローチ:
力価、バッチサイズ、及び/又は包装サイズ等の特定の予め決定され妥当性を示された設計要因に関してその限界条件のバッチのみをプロセスバリデーションにおいて試験するというような科学とリスクに基づいたバリデーションのアプローチ。そのバリデーションのデザインは、中間の水準のバリデーションは限界条件のバリデーションで代表されるということを想定している。ある範囲の力価の製品をバリデートする場合、ブラケッティングは、例えば類似の組成の造粒品の異なった打錠量の一連の錠剤、あるいは 同一の基本組成の充填物を、異なった充填量、異なった寸法のカプセルに充填して製造する一連のカプセルのように、力価が、組成において同一あるいは非常に近接した場合に適用出来る。ブラケッティングは、同一の容器・栓システムの異なった容器寸法あるいは異なった充填について適用し得る。

□変更管理:
施設、システム、設備あるいは工程のバリデートされた状態に影響する可能性があるような、提案されたかあるいは実際の変更について、適切な部門の適格な代表者が照査を行う正式のシステム。意図するところは、システムがバリデートされた状態を維持することを確実にし、文書化するためにアクションが必要か否かを決定することである。

□洗浄バリデーション:
洗浄バリデーションは、承認された洗浄手順が、設備においてその前に使用された製品あるいは洗浄剤を、科学的に設定された最大許容キャリーオーバーの水準以下に再現性を持って除去することを示す文書化されたエビデンスである。

□洗浄ベリフィケーション:
バッチ/キャンペーンの後毎にその前に使用された製品あるいは洗浄剤の残渣を、科学的に設定された最大許容キャリーオーバーの水準以下に再現性を持って除去することを示すために化学分析によるエビデンスを収集すること。

□コンカレントバリデーション:
例外的な場合に行われ、患者に対する明確なベネフィットの下に妥当性が示され、バリデーションプロトコールがバリデーションバッチの市販と同時並行で実行されるバリデーション。

□継続的工程確認:
製造工程の性能を継続的にモニタリングし評価する、プロセスバリデーションの代替法。 (ICHQ8)

□管理戦略:
最新の製品及び製造工程の理解から導かれる、製造プロセスの稼働性能及び製品品質を保証する計画された管理の一式。管理は、原薬及び製剤の原材料及び構成資材に関連するパラメータ及び特性、設備及び装置の運転条件、工程管理、完成品規格及び関連するモニタリング並びに管理の方法及び頻度を含み得る。 (ICHQ10)

□重要工程パラメータ(CPP):
工程パラメータのうち、その変動が重要品質特性に影響を及ぼすもの、したがって、その工程で要求される品質が得られることを保証するためにモニタリングや管理を要するもの。 (ICHQ8)

□重要品質特性(CQA)：
物理学的、化学的、生物学的、微生物学的特性又は性質のうち、目的とする製品の品質を保証するために、適切な限度内、範囲内、分布内にあるべき特性又は性質である。(ICHQ8)

□設計時適格性評価（DQ）：
提案された施設、システム、及び設備が意図した目的に適していることを示す文書化された検証。

□デザインスペース：
品質を確保することが立証されている入力変数、例えば原材料の性質及び工程パラメータの多元的な組み合わせと相互作用。このデザインスペース内で運用することは変更とはみなされない。デザインスペース外への移動は変更とみなされ、通常は承認事項一部変更のための規制手続きが開始されることになる。デザインスペースは申請者が提案し、規制当局がその評価を行って承認する。(ICH Q8)

□設備据付時適格性評価（IQ）
施設、システム及び設備が、据付あるいは改造された状態で、承認された設計及び製造者の推奨事項に適合することを示す文書化された検証。

□知識管理：
情報を獲得し、分析し、保管し、及び伝播するための体系的取り組み。(ICH Q10)

□ライフサイクル：
初期開発あるいは使用開始から使用中止に至るまでの製品、設備又は施設の寿命における全ての段階。

□再バリデーション（継続的プロセスベリフィケーションとしても知られている）
商業生産を行っている間、工程が管理された状態を維持していることを示す文書化したエビデンス。

□運転時適格性評価（OQ）：
施設、システム及び設備が、据付あるいは改造された状態で、予想される操作範囲において意図された通り稼働することを示す文書化された検証。

□性能適格性評価（PQ）：
システム及び設備が、承認された加工方法及び製品規格に基づいて効果的かつ再現性をもって稼働し得ることを示す文書化された検証。

□プロセスバリデーション：
工程が、確立されたパラメータの範囲内で、予め定められた規格と品質特性に適合した医薬品を製造するために、効果的かつ再現性を持って稼働し得ることを示す文書化されたエビデンス。

□製品実現：
患者及び医療従事者のニーズ並びに規制当局及び内部顧客の要求事項に適合する品質特性を有する製品の達成。(ICH Q10)

□予測的バリデーション：
販売を意図した製品の通常生産の前に実施するバリデーション。

□クオリティ・バイ・デザイン：
事前の目標設定に始まり、製品及び工程の理解並びに工程管理に重点をおいた、立証された科学及び品質リスクマネジメントに基づく体系的な開発手法。

☐品質リスクマネジメント：
ライフサイクルにわたる品質に対するリスクのアセスメント、コントロール、コミュニケーション、レビューに対する系統だったプロセス。(ICH Q9)

☐模擬物質：
例えば粘度、粒子径、pH 等の物理学的及び実際に可能な場合化学的特性を、バリデーションを行っている製品に近似させた物質。

☐管理できた状態：
管理の組み合わせが、適合する製造プロセスの稼働性能及び製品品質について恒常的な保証を提供する状態。

☐従来法のアプローチ：
工程パラメータに関して設定されたポイント及び操作範囲が再現性を確実にするために規定された製品開発のアプローチ。

☐ユーザ要求規格（URS）：
システムの意図した目的に適合した実現可能な設計を創出するために必要かつ十分な、プロセスのオーナー、ユーザ、及び技術からの一連の要求事項。

☐ワーストケース：
標準操作手順内で、理想的な条件と比較して製品あるいは工程の不適合を発生させる機会が最大である、操作条件の上限と下限に亘る一連の条件。そのような条件は必ずしも製品あるいは工程の失敗を引き起こすものではない。

企画・編集

株式会社　ハイサム技研
PIC/S GMP 研鑽プロジェクトチーム
企画
　下温湯　勇
執筆担当
　清川　眞澄　合田　富雄
編集
　佐藤　耕治、日高　哲郎、高木　肇、島田　明、柳原　義彦、山下　治夫

現場で直ぐ役に立つ
PIC/S GMP に沿った監査マニュアル

2018年4月　　初版1刷発行　　　　　定価　本体 2,500円 ＋ 税

発行：株式会社　ハイサム技研

〒541-0045　大阪市中央区道修町 3-2-5　日本バルクビル 5F

TEL：06-6228-6061　FAX：06-6228-6062

E-mail：osaka@hisamu.jp

URL：http//www.hisamu.jp

本書の内容の一部、または全体を無断で複写することは（複写機などいかなる方法によっても）、法律で認められている場合を除き、著作者及び株式会社ハイサム技研の権利の侵害となりますのでご注意ください。

落丁・乱丁はお取り替えいたします。

HISAMU CO ,.LTD.2018
ISBN978-4-904217-29-0